母婴、儿童保健系列丛书

让医生告诉你：

孕期如何保健

主　编　朱丽萍
副主编　庄　薇

科学出版社
北京

内容简介

从2007年开始,上海已进入生育高峰;2012年上海市政府新闻发布会上的最新预测是新一轮生育高峰将持续至2017年。生儿育女是所有家庭的大事,本书旨在为孕妇们提供各方面信息,包括孕期的生理变化、营养要求、运动与行为、家庭护理方法、用药安全知识等。希望能够借本书普及优生优育的各方面知识与技巧,为国民健康、家庭和睦作出一些帮助。

图书在版编目(CIP)数据

让医生告诉你:孕期如何保健/朱丽萍主编. —北京:科学出版社,2015.6
(母婴、儿童保健系列丛书)
ISBN 978-7-03-042423-5

Ⅰ.①让… Ⅱ.①朱… Ⅲ.①妊娠期–妇幼保健–基本知识 Ⅳ.①R715.3

中国版本图书馆CIP数据核字(2014)第260469号

责任编辑:潘志坚 朱 灵
责任印制:谭宏宇 / 封面设计:殷 靓

科学出版社 出版
北京东黄城根北街16号
邮政编码:100717
http://www.sciencep.com

南京展望文化发展有限公司排版
苏州市越洋印刷有限公司印刷
科学出版社出版 各地新华书店经销

*

2015年7月第 一 版 开本:A5(890×1240)
2015年7月第一次印刷 印张:5 3/4
字数:117 000

定价:30.00元
(如有印装质量问题,我社负责调换)

《母婴、儿童保健系列丛书》

专家组成员

（按姓氏笔画排序）

朱丽萍（上海市妇幼保健中心）

庄　薇（上海市第一妇婴保健院）

余剑珍（中国社区健康联盟护理中心）

张静芬（中国社区健康联盟护理中心）

赵　铮（知爱母婴专护中心）

姚国英（上海市儿童保健所）

龚　梅（上海市儿童医院）

《让医生告诉你：孕期如何保健》

编写组成员

主　编　朱丽萍

副主编　庄　薇

编　委（按姓氏笔画排序）

　　　　王悠炯　朱丽萍　庄　薇

　　　　刘金凤　吴　娜　陈　燕

目录

第一部分　生理变化

孕期母体的变化   3
你知道早、中、晚妊娠期是如何划分的？   3
你知道怀孕后子宫是如何变化的吗？   3
怀孕后阴道会有什么变化呢？   4
怀孕后外阴及盆底组织是如何变化的？   4
怀孕以后乳房会有什么变化呢？   4
怀孕后血液循环会有哪些变化？   5
怀孕后内分泌系统会有哪些变化？   5
怀孕后泌尿系统是如何变化的呢？   6
呼吸及消化系统在怀孕后会发生哪些变化呢？   6
你知道怀孕后皮肤会发生哪些变化吗？   7

孕期胎儿的生长发育 7
你知道胎儿生长发育分哪几个阶段吗? 7
你知道孕期胎儿的生长情况吗? 8

第二部分　营养要求

孕前营养准备 11
你知道孕前平衡饮食的重要性吗? 11
你知道孕前补充蛋白质的重要性吗? 11
你知道哪些食物富含蛋白质吗? 11
你知道孕前补充叶酸有什么好处吗? 12
你知道叶酸补充过多也有危害吗? 12
你知道哪些食物有利于形成优良精子吗? 13
你知道孕前需要补碘吗? 13
你知道哪些食物含碘吗? 13
你知道孕前要注意补钙吗? 14
你知道有哪些补钙方法吗? 14
你知道补钙离不开维生素 D 吗? 15
你知道哪些途径可补充维生素 D 吗? 15
你知道孕前要注意补铁吗? 15
你知道补铁的适宜时机吗? 16
你知道哪些食物富含铁吗? 16
你知道孕前补锌的重要性吗? 16
你知道备孕爸爸也需要补锌吗? 17
你知道补锌的其他好处吗? 17
你知道哪些食物富含锌吗? 17

目 录

你知道孕前要多吃含镁元素的食物吗？	17
你知道哪些食物富含镁元素吗？	18
你知道孕前排毒的重要性吗？	18
你知道哪些症状是身体毒素沉积的表现吗？	18
你知道哪些食物可以排出体内毒素吗？	20
你知道备孕爸爸孕前饮酒有哪些危害吗？	21
你知道备孕爸爸孕前吸烟有哪些危害吗？	21
你知道孕妇孕前多喝咖啡易导致流产吗？	22

孕早期营养要求

	22
你知道为什么孕期需要补充营养吗？	22
妊娠期的膳食为何要营养均衡？	22
你知道孕期必需的 10 种关键营养素吗？	23
你知道孕早期饮食原则吗？	23
你知道孕早期可以选择哪些食物吗？	24
你知道孕期饮食酸甜苦辣咸，吃法有讲究吗？	24
你知道孕早期有哪些摄食技巧吗？	25
你知道孕妇切忌节食保持身材吗？	26
你知道孕早期要保持水、电解质平衡吗？	26
你知道为什么不可以不吃主食吗？	27
你知道吃鹌鹑可以预防贫血吗？	27
你知道孕早期蛋白质补充不可过量吗？	28
你知道孕早期宜少食温热及热性水果吗？	28
你知道孕期大量吃水果、坚果的潜在问题吗？	28
你知道孕早期可以吃哪些零食吗？	29
你知道多吃零食会影响宝宝发育吗？	29

孕期补充维生素越多越好吗？	29
孕早期想吃酸怎么办？	30
你知道孕妇不宜吃久存的土豆吗？	30
你知道孕妇应少食味精吗？	31
你知道如何来控制食盐摄入量吗？	31
你知道孕妇不宜饮浓茶吗？	31
你知道孕妇需要及时补水吗？	32
你知道孕妇如何补充水分吗？	32
你知道饮料不能代替白开水吗？	33
你知道孕妇不宜饮咖啡和可乐型饮料吗？	33
你知道吃火锅会威胁宝宝健康吗？	34
你知道多吃冷饮会引起腹痛吗？	34
你知道夏季饮食有哪些注意事项吗？	35
你知道夏季如何科学食用水果吗？	35
你知道夏季不宜多吃生冷肉类吗？	35

孕中期营养要求 36

你知道孕中期有哪些饮食原则吗？	36
你知道孕中期膳食有哪些注意点吗？	36
你知道孕妇不宜食热性佐料吗？	37
你知道孕中期为什么要保证优质足量的蛋白质摄入吗？	37
你知道孕妇不宜多吃菠菜吗？	38
你知道孕中期补充维生素 A 有哪些好处吗？	38
你知道多吃玉米有益宝宝发育吗？	38
孕妇可以适当补充脂肪吗？	38
你知道孕中期缺钙有哪些危害吗？	39

你知道如何选择补钙制剂吗？	39
你知道多吃香菇有哪些好处吗？	40
你知道香菇有哪些食用方法吗？	40
孕中期食欲不振怎么办？	41
你知道孕中期该吃多少吗？	41
孕中期补充α-亚麻酸有哪些好处呢？	41
孕妇为什么不宜吃罐头食品？	42

孕晚期营养要求   42

你知道孕晚期饮食原则吗？	42
孕晚期还需要补充钙、铁吗？	43
你知道孕晚期缺乏维生素 B_1 的危害吗？	44
你知道孕晚期饮食要重质不重量吗？	44
你知道孕期体重增加过多的危害吗？	45

第三部分　运动与行为

备孕期运动方式及强度   49

你知道孕前运动可使身体保持良好状态吗？	49
你知道孕前运动的好处吗？	49
你知道哪些运动属于有氧运动吗？	49
你知道孕前胸部运动的好处吗？	50
你知道孕前腹部锻炼的好处吗？	50
你知道孕前背部锻炼的好处吗？	50
你知道孕前腿部锻炼的好处吗？	51
你知道孕妇练习瑜伽的好处吗？	51

孕早期运动方式及强度 51
孕早期宜选择哪些有氧运动? 51
你知道孕早期游泳有哪些好处吗? 52
你知道孕早期运动需要注意什么吗? 53
你知道孕早期坚持工作有哪些好处吗? 53
你知道孕早期瑜伽有助于睡眠吗? 54
你知道孕早期的其他运动吗? 55
你知道孕期做家务也是运动吗? 56
你知道适当地做家务对生理和心理都有好处吗? 56
你知道孕妇做点家务有利于胎儿发育吗? 56
你知道运动时的注意事项吗? 57
你知道科学运动有哪些好处吗? 57
你知道孕早期做健美操可以保持匀称的体形吗? 57
你知道孕早期做健美体操的注意事项吗? 58

孕中期运动方式及强度 58
你知道孕中期孕妇体操有哪些吗? 58
你知道游泳是孕中期首选的有氧运动吗? 59
你知道孕中期游泳的注意事项吗? 59
你知道最佳运动期是什么时候吗? 60
你知道最佳的运动时间吗? 60
你知道运动的频率吗? 60
你知道哪些情况不适合运动吗? 61
你知道哪些情况应该立即停止运动吗? 61
你知道孕妇运动时有哪些注意事项吗? 61
你知道运动对妊娠期糖尿病的好处吗? 62

目 录

你知道在马路上散步不利于健康吗? 63
你知道公园是最理想的运动场所吗? 63
你知道运动时的穿衣搭配技巧吗? 63
你知道运动前要及时补水吗? 64
你知道孕妇运动时应随时测量体温吗? 64
你知道孕妇身体的哪些变化会影响运动能力吗? 65

孕晚期运动方式及强度 65
你知道孕晚期要慢运动吗? 65
你知道孕晚期运动有哪些注意事项吗? 66
你知道拉梅兹呼吸法可以降低分娩时的疼痛吗? 66
你知道哪些呼吸运动对分娩有帮助吗? 66
你知道哪些运动是对分娩过程起重要作用的吗? 68
你知道做孕晚期体操的注意事项吗? 70

第四部分 家庭护理方法

孕前保健与护理 73
你知道受孕需要具备哪些生理条件吗? 73
你知道最佳生育年龄是几岁吗? 74
你知道何时为最佳受孕时机吗? 74
你知道如何推算排卵期吗? 74
你知道如何推算预产期吗? 75
你知道乙肝病毒携带者可以怀孕吗? 76
你知道何时该做早孕检查吗? 76
你知道孕前检查的基本内容有哪些吗? 77

你知道孕前检查的注意事项有哪些吗?	77
你知道家里养宠物的在怀孕前需要做哪些检查吗?	78
你知道什么是 TORCH 检查吗?	78

孕早期保健与护理 79

你知道怀孕最早出现的症状吗?	79
你知道如何通过验孕棒来判断早孕吗?	79
你知道孕吐产生的原因吗?	79
你知道孕期尿频的原因吗?	80
你知道孕早期体重增长多少算正常吗?	80
你知道孕期乳房会发生怎样的变化吗?	80
阴道分泌物增多正常吗?	81
孕妇牙龈出血怎么办?	81
你知道孕妇手指、腿部发麻该如何改善症状吗?	81
怀孕初期出现腹痛怎么办?	82
孕期出现先兆流产该"流"还是"留"?	82
你知道孕妇为什么要检验血型吗?	82
你知道早期唐氏筛查的时间吗?	83
你知道为什么要做唐氏筛查吗?	84
你知道孕妇定期化验尿蛋白的重要性吗?	84
你知道 B 超对胎儿有影响吗?	84
孕早期可以做 X 线检查吗?	85
你知道孕妇该如何选择护肤品吗?	85
孕妇夏季该如何护肤呢?	86
孕妇该如何应对皮肤干燥?	86
孕妇该如何应对皮肤油腻吗?	86

孕妇可以戴隐形眼镜吗？	87
你知道孕妇可以做指甲彩绘吗？	87
你知道孕妇可以染头发吗？	87
你知道孕妇可以穿高跟鞋吗？	88
孕妇带乳罩可防止乳房下垂吗？	88
你知道孕妇需要用托腹带吗？	89
你知道孕妇正确的行动姿势吗？	89
你知道孕妇洗澡的注意事项有哪些吗？	90
你知道孕妇能泡温泉吗？	90
孕妇用哪类梳子梳头比较好？	91
你知道孕妇坐车要注意什么问题吗？	91
你知道孕妇能乘飞机吗？	91
你知道孕妇能骑自行车吗？	92
你知道孕期能用手机吗？	92
你知道孕妇能使用电脑吗？	92
你知道孕妇应远离微波炉吗？	93
你知道打印机辐射有多大吗？	93
你知道孕妇能进行足部按摩吗？	93
你知道孕妇如何健康睡眠吗？	94
你知道孕妇居室里可以种植花卉植物吗？	94
你知道孕妇居室里最好不要铺地毯吗？	94
你知道孕妇能睡电热毯吗？	95
你知道孕妇夏日须防空调病吗？	95
你知道怀孕初期应避免性交吗？	95

孕中期保健与护理 … 96

你知道大排畸的检查项目有哪些吗? … 96

你知道大排畸检查的注意事项有哪些吗? … 96

你知道什么叫糖耐量检查吗? … 97

你知道如何做葡萄糖耐量检查吗? … 97

你知道妊娠期糖尿病的高危人群有哪些吗? … 97

怀孕中期如何预防腰酸背痛呢? … 98

你知道静脉曲张的原因及护理措施吗? … 98

你知道下肢水肿的原因及护理措施吗? … 99

你知道什么是胎教吗? … 99

你知道该如何进行胎教吗? … 100

你知道该如何进行语言胎教吗? … 100

你知道该如何进行抚触胎教吗? … 101

你知道该如何进行音乐胎教吗? … 101

多看漂亮的图片对胎教有用吗? … 102

你知道静坐有利于安胎吗? … 102

你知道该如何保持乳头的清洁吗? … 102

你知道孕中期性生活时的注意事项吗? … 103

你知道孕期性交为什么会腹痛吗? … 103

孕晚期保健与护理 … 104

你知道数胎动的意义吗? … 104

你知道胎儿电子监测的意义吗? … 104

你知道胎动计数的方法吗? … 105

怀孕末期的宫缩意味着什么? … 105

你知道脐带绕颈一圈有危险吗? … 106

目 录

你知道 B 超预估胎儿体重误差是多少吗? 106
你知道怎样预防妊娠纹吗? 107
怀孕末期如何准备待产包呢? 107

第五部分　常见疾病、不适症状及处理方法

你知道孕妇为何易患缺铁性贫血吗? 111
你知道如何预防妊娠期缺铁性贫血吗? 111
你知道妊娠期缺铁性贫血需要用药治疗吗? 112
你知道如何减轻早孕反应吗? 112
你知道妊娠呕吐如何用药吗? 113
你知道孕妇呕吐忌多服维生素 B_6 吗? 113
你知道孕妇为何容易便秘吗? 114
你知道孕期如何防治便秘吗? 114
你知道孕妇便秘用药应注意什么吗? 115
你知道孕妇便秘能使用"开塞露"吗? 116
膳食纤维为什么可以治疗便秘呢? 116
你知道哪些食物富含膳食纤维吗? 116
你知道孕妇为何易患泌尿系统感染吗?应如何预防呢? 117
你知道孕妇应如何防治真菌性阴道炎吗? 117
你知道孕期腰背痛怎么办吗? 118
你知道孕早期阴道流血的常见原因是什么吗? 118
你知道流产的原因有哪些吗? 119
你知道流产的先兆症状吗? 119
你知道如何预防流产吗? 120

你知道为什么会发生异位妊娠吗？	120
你知道异位妊娠有哪些症状吗？	121
你知道确诊异位妊娠该怎么办吗？	121
你知道孕晚期阴道流血的常见原因是什么吗？	122
你知道前置胎盘如何处理吗？	122
你知道胎盘早剥如何处理吗？	123
你知道臀位可以阴道试产吗？	123
你知道如何纠正胎位不正吗？	124
你知道过期妊娠该怎么办吗？	124
你知道羊水过多或过少有什么危害吗？	125
你知道羊水过多该怎么办吗？	125
你知道羊水过少该怎么办吗？	126
你知道患高血压病的妇女能怀孕吗？	126
你知道妊娠期高血压病的孕妇饮食应注意什么吗？	127
你知道患妊娠期高血压病该怎么办吗？	127
你知道降血压药对胎儿有危害吗？	128
你知道妊娠期糖尿病有哪些危害吗？	128
你知道妊娠期糖尿病的孕妇该如何控制血糖吗？	129
你知道使用胰岛素会对胎儿产生危害吗？	129
你知道患心脏病的妇女能怀孕吗？	130
你知道妊娠合并心脏病应注意什么吗？	130
你知道患病毒性肝炎能怀孕吗？	131
你知道妊娠期患病毒性肝炎该怎么办吗？	131
你知道患乙型肝炎的母亲可以进行母乳喂养吗？	132
你知道什么叫胎儿窘迫吗？	132

你知道发生胎儿窘迫该怎么办吗? 133
你知道双胎妊娠容易发生哪些并发症吗? 133
你知道双胎妊娠可以顺产吗? 134
你知道双胎妊娠要注意什么吗? 134

第六部分　孕期意外及危急重症

你知道孕期危急重症会出现哪些症状吗? 139
你知道急腹痛提示什么急症吗? 139
你知道阴道出血提示什么急症吗? 139
你知道头晕眼花抽搐提示什么疾病吗? 140

第七部分　用药安全知识

服药后发现怀孕了，孩子能要吗? 143
怀孕期间生病能吃药吗? 143
你知道孕期用药应遵循哪些原则吗? 144
你知道孕期用药应考虑妊娠期生理性改变吗? 144
你知道同时吃多种药物的弊端吗? 145
你知道哪些药物可能致畸吗? 146
你知道怀孕的不同时期用药对胎儿的影响吗? 146
你知道妊娠3个月之内应禁用的药物有哪些吗? 147
你知道服用自购的药物应注意哪些问题吗? 148
你知道家庭中储存药品应注意什么吗? 148
你知道是打针好还是吃药好? 149
孕期吃中药是否更安全? 150

你知道孕妇该如何选择疫苗吗? 150
孕期可以服用滋补药品吗? 151
孕期可以服用阿司匹林吗? 151
孕妇休息不好能吃安眠药吗? 152
你知道孕妇感冒了怎么办吗? 152
孕期可以使用哪些抗生素? 153
你知道孕晚期水肿该怎么办吗? 154
孕妇可以使用利尿剂吗? 154
你知道孕期胃痛可以吃什么药吗? 155
你知道孕妇阴道炎该怎么用药吗? 155
你知道为什么怀孕后体温稍高不能滥用药物吗? 156
你知道孕妇能用对乙酰氨基酚吗? 157
你知道怎样正确使用保胎药吗? 157
孕妇用黄体酮保胎安全吗? 158
你知道怀孕后腹泻如何用药吗? 158

第八部分　心理特点及不良情绪疏导

你知道妇女在孕前应做好哪些心理准备吗? 163
你知道孕期情绪变化会影响胎儿健康吗? 163
你知道孕妇紧张焦虑会引起哪些问题吗? 164
你知道准爸爸应做些什么吗? 164
对经历流产的妇女该如何进行心理护理? 165
你知道孕妇产前抑郁症该如何早期防治吗? 165
你知道该如何调节不良情绪吗? 166

1

生理变化

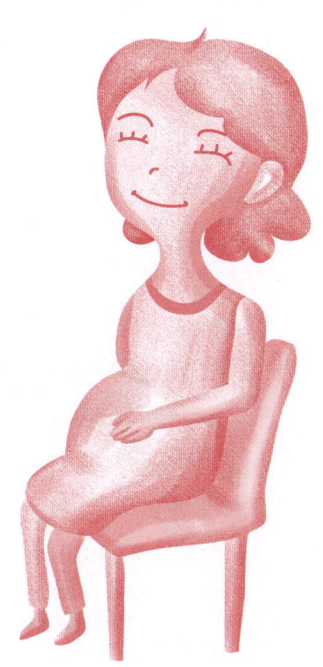

孕期母体的变化

你知道早、中、晚妊娠期是如何划分的吗?

整个孕期为280天(40周)。不同的孕周常表现出不同的阶段特点,因此临床把怀孕的全过程分为3个时期,也就是通常说的早、中、晚期。

早、中、晚期妊娠是如何划分的呢?

怀孕早期:即妊娠12周末以前。

怀孕中期:即妊娠13周到27周末。

怀孕晚期:即妊娠28周以后。

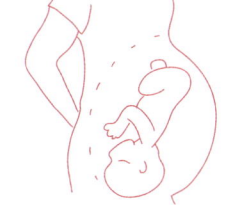

你知道怀孕后子宫是如何变化的吗?

怀孕后子宫体逐渐增大变软。宫腔的容量从非孕时的约5毫升增大到足月时约5 000毫升或更多,为非孕时的1 000倍;重量也从非孕时约70克增大到足月时约1 100克,增加了近20倍。这是由于激素的作用以及宝宝的生长发育导致的。同时,子宫的形状也从倒置的梨形变为球形或直椭圆形。由于乙状结肠和直肠固定在盆腔的左后方,所以怀孕时子宫常有不同程度的右旋,因此,我们提倡孕妇尽量左侧卧位,这样可以增加宝宝的氧供。

怀孕后阴道会有什么变化呢?

由于激素的影响,怀孕后阴道肌肉变得肥厚而柔软,有利于分娩时阴道的充分伸展、扩张,阴道黏膜充血、水肿,血管扩张,分泌物增多,呈白色糊状。因此,孕妇会觉得白带比以前增多了,颜色变成乳白色。阴道上皮内糖原含量增加,经阴道乳杆菌作用后变为乳酸,使阴道呈弱酸性,对防止细菌感染有一定作用。但同时怀孕后抵抗力下降,性激素水平升高,加上阴道充血、分泌旺盛、外阴湿润等,创造了一个非常有利于细菌和霉菌生长的环境。所以,孕妇患细菌性和霉菌性阴道炎的概率有不同程度的增加,但绝大多数孕妇是没有症状的。

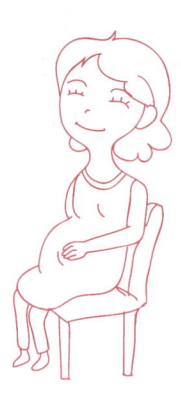

怀孕后外阴及盆底组织是如何变化的?

怀孕时,大、小阴唇有色素沉着,大阴唇内血管增多,组织变软,伸展性增大,有利于胎儿娩出。同时,子宫的重量随着妊娠期的进展而逐渐增加,使盆底组织逐渐承受到向前下方的压力。

怀孕以后乳房会有什么变化呢?

怀孕时,由于激素的影响,乳腺管和腺泡增生,脂肪沉积,使

乳房增大。同时,乳房的血管、淋巴管、结缔组织均增加,血流量也成倍增长。孕妇感到乳房发胀、触痛和麻刺感。乳头变大变黑、容易勃起,乳晕也变黑变大,乳晕上的皮脂腺肥大形成散在的结节状小隆起,这就是蒙氏结节,能分泌油性液体,起润滑和保护乳头皮肤的作用。有些孕妇可在乳房表面的皮下,看到纤细或稍有扩张的血管。孕期,高浓度的雌激素、孕激素抑制了乳腺的分泌,但有些孕妇在妊娠末期挤压乳房,会有少量稀薄的黄色液体溢出,称为初乳,真正的泌乳则在产后出现。

怀孕后血液循环会有哪些变化?

怀孕期间血容量增加,但由于血浆比红细胞增加得多一些,因此血液呈稀释状态,且为适应红细胞增加和胎儿生长及孕妇各器官生理变化的需要容易缺铁,所以很多孕妇都会产生贫血的状况。此外,孕妇的体位影响血压,仰卧时下腔静脉受压,回心血量减少,心排出量减少,使血压下降。因此,孕妇在改变体位时动作要尽量放慢,防止体位性低血压的发生。怀孕期血容量的增加也加重了心脏的负担。为维持胎儿的生长发育,心排出量自孕8~10周起逐渐增加,孕32~34周达高峰。而且,临产和分娩也会明显加重心脏的负担。所以,原先有心脏病的孕妇怀孕应谨慎。

怀孕后内分泌系统会有哪些变化?

在怀孕早期,胎盘分泌大量雌激素、孕激素。从妊娠7周开始，垂体分泌催乳激素增多，且随着妊娠进展逐渐增加，到足月分娩前达高峰，为非孕妇女的10倍。催乳激素有促进乳腺发育的作用，为产后泌乳做准备。分娩后不哺乳的产妇，催乳激素在产后3周内降到怀孕前水平，哺乳的产妇多在产后80~100天或更长时间才会降到怀孕前的水平。

怀孕后泌尿系统是如何变化的呢？

怀孕后更多的血液流过肾脏。受体位影响，孕妇仰卧时尿量增加，因此晚上尿量会比白天多。由于孕妇及胎儿代谢产物比怀孕前增多，使肾脏负担加重，对葡萄糖再吸收能力不能相应增加，孕妇饭后可能出现糖尿。孕早期膀胱受增大子宫的压迫，膀胱容量减少，所以排尿次数增多。胎头入盆后使膀胱受压，膀胱压力增大，因此，孕妇常出现尿频及尿失禁。

呼吸及消化系统在怀孕后会发生哪些变化呢？

怀孕期间，由于子宫增大，膈肌上升，肋骨向外扩展，使胸腔横径及前后径增加，周径增加，肺活量一般不受影响。孕妇以胸式呼吸为主，呼吸深大，约20次/分钟。上呼吸道黏膜增厚、充血水肿，使局部抵抗力降低，易发生感染。

怀孕期间受大量雌激素影响，牙龈增厚，容易充血、水肿、出血。胃肠道受孕激素的作用，蠕动减弱，胃酸分泌减少，排空时间延长，胃内酸性食物可逆流到食道，孕妇常感到上腹部饱胀、

生理变化

胃部"烧心"感、便秘等不适。由于肠道充血、血管平滑肌松弛、盆腔静脉受胎先露部压迫、静脉回流障碍等,妊娠晚期多发生痔疮。孕妇可以多做提肛运动,以防止痔疮的发生和缓解症状。

你知道怀孕后皮肤会发生哪些变化吗?

妊娠期雌激素、孕激素分泌增加,使黑色素增加,孕妇皮肤色素加深,特别是乳头、乳晕、腹白线、外阴、腋窝等处出现色素沉着。面颊部呈蝶状褐色斑,称为妊娠黄褐斑。随着妊娠子宫逐渐增大,初孕妇腹部、臀部、大腿及乳房皮肤过度扩张,使皮肤的弹力纤维断裂,形成紫色或淡红色不规则的妊娠纹,产后变成灰白色或银白色。由于雌激素的作用使皮肤毛细血管扩张,孕妇颜面、颈部、胸部、臂部、手掌等,可出现蜘蛛痣及皮肤红斑。孕期汗腺和皮脂腺功能亢进,因此孕妇很容易出汗。

孕期胎儿的生长发育

你知道胎儿生长发育分哪几个阶段吗?

胎儿的生长发育分受精卵、胚胎和胎儿三个阶段。

卵子和精子结合成受精卵(孕卵)。受精卵形成后,在输卵管内移行并开始分裂,3~5天到达宫腔,侵蚀子宫内膜而被植入,7~8天完成着床过程。此后,孕卵便逐渐发育,第2~8周称胚胎,9

周以后称胎儿。

 你知道孕期胎儿的生长情况吗？

	胎儿的生长情况
第3个月末	胎儿身长约9厘米，体重约20克；外生殖器已发育，四肢可活动
第4个月末	身长约16厘米，体重约100克；可确认胎儿性别；头皮已长出毛发，体毛出现，皮肤薄，呈深红色，无皮下脂肪
第5个月末	胎儿身长约25厘米，体重约300克；皮肤暗红，全身有毳毛及胎脂，开始有吞咽、排尿功能
第6个月末	胎儿身长约30厘米，体重约700克；各脏器均已发育，皮下脂肪开始沉淀，皮肤出现皱纹，出现眉毛及睫毛
第7个月末	胎儿身长约35厘米，体重约1 000克；有呼吸运动，出生后能啼哭，但易患呼吸窘迫综合征，四肢活动情况良好
第8个月末	胎儿身长约40厘米，体重约1 700克；毳毛已脱落，出生后加强护理可能存活
第9个月末	胎儿身长约45厘米，体重约2 500克；皮下脂肪沉积较多，面部皱纹消失，指（趾）甲已达指（趾）端；出生后能啼哭及吸吮，基本可以存活
第10个月末	胎儿身长50厘米，体重约3 000克；发育成熟，双顶径大于9厘米，皮肤粉红，皮下脂肪多，哭声洪亮，吸吮力强；男性睾丸已降至阴囊内，女性外生殖器发育良好

营养要求

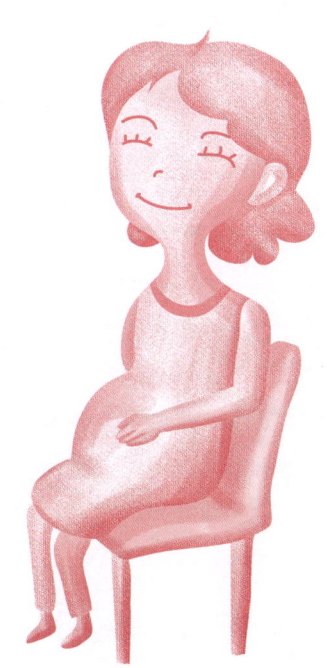

孕前营养准备

你知道孕前平衡饮食的重要性吗?

为保证形成良好的精子与卵子,夫妻双方要在孕前3个月便开始饮食准备,多吃肉蛋鱼类、豆制品及新鲜蔬菜。为防止孕后发生便秘、痔疮,孕前还应注意多吃粗粮面包、全麦面包、新鲜水果等富含纤维素的食物。

你知道孕前补充蛋白质的重要性吗?

蛋白质是生命的基础,是构成人的内脏与肌肉的基本营养素。如果备孕妈妈摄取的蛋白质不足,就不容易受孕。而且,如果怀孕后蛋白质供给不足,胚胎不仅发育迟缓,而且容易流产,或者发育不良造成先天性疾病及畸形。

蛋白质摄入不足者,产后也不容易恢复。有的妈妈就是因为产前蛋白质摄取量不足,分娩后身体一直很虚弱,还可能发生多种并发症。

你知道哪些食物富含蛋白质吗?

含有丰富蛋白质的动物性食物有:牛肉、猪肉、鸡肉、动物肝脏、鱼、蛋、牛奶、乳酪等；植物性食物有：豆腐、黄豆粉等豆类及豆制品。

你知道孕前补充叶酸有什么好处吗？

叶酸是一种水溶性的B族维生素，因最初是从菠菜叶中提取得到的，故称为叶酸。它主要存在于豆类、菠菜、番茄、胡萝卜等食物中。它不能由机体产生，而只能从食物中摄取，或作为药物供给。叶酸有抗贫血功能，还有利于提高胎儿智力，孕妇一旦缺乏叶酸，除可引起贫血外，还会导致脑神经受损害。研究表明，胎儿神经管畸形，如脊柱裂、肢骨病、脑腔畸形等，其病因与缺乏叶酸密切相关。

孕妇体内的叶酸水平明显低于未怀孕妇女，故世界卫生组织推荐，孕妇每天叶酸摄入量为0.4毫克。孕期开始后的3~6周，正是胚胎中枢神经系统生长发育的关键时期，也最易受到致畸因素的影响。为防患于未然，计划怀孕的妇女应多食富含叶酸的食物，每天摄入0.4毫克叶酸，直至孕后3个月，这样神经管畸形发生率可明显下降。备孕爸爸也不能忽略叶酸的补充，它是提高精子质量的重要物质。

你知道叶酸补充过多也有危害吗？

越来越多的孕妇们认识到补充叶酸的重要性，所以大量补充叶酸，其实这是不科学的。对于无叶酸缺乏症的孕妇来说，每天摄取不宜过多，若摄入过多，不但不能起到预防宝宝畸形的目的，

还可能掩盖维生素 B_{12} 缺乏的症状,影响锌的吸收而导致锌缺乏,进而出现宝宝发育迟缓、出生体重过低等不良后果。

你知道哪些食物有利于形成优良精子吗?

备孕爸爸要多吃花生、芝麻、鳝鱼、泥鳅、鸽子、牡蛎、韭菜等食物,可以补精壮阳,有助于形成优良精子。

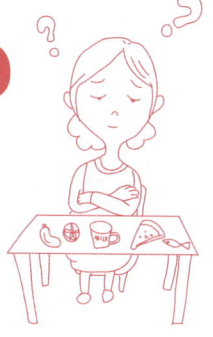

你知道孕前需要补碘吗?

碘是人体必需的微量元素之一,它是人体甲状腺激素的合成原料。人体内的甲状腺所分泌的甲状腺激素可以促进身体的生长、发育,影响脑皮质和交感神经的兴奋。孕妇体内含碘量不足,会造成宝宝甲状腺激素缺乏,宝宝中枢神经系统的发育会受到严重损伤,出生后表现为四肢短小、鼻梁端平、口唇肥厚、面容呆滞、肌张力低下、皮肤干燥、畏寒、食欲低下、反应迟钝、程度不同的听力和语言障碍,这就是呆小症或克汀病。孕前补碘比孕期补碘对宝宝脑发育的促进作用更为显著,备孕妈妈可以通过监测尿碘水平来辨明身体是否缺碘。

你知道哪些食物含碘吗?

孕妇最好在生活中坚持吃碘盐,并多吃海带、紫菜、发菜、海鱼、虾、干贝等含碘丰富的海产品。在烹饪时,切记菜煮熟后加盐,不得用油爆盐炒菜,也不要加盐后久煮,以免在烹调过程中损失碘。此外,碘盐储存时也要注意密封,不要长期暴露于空气中,以防碘的丢失。

你知道孕前要注意补钙吗?

钙是宝宝发育过程中不可缺少的营养物质,它是形成骨骼与牙齿的主要成分,而且钙还可以加强孕妇血液的凝固性,稳定情绪,防止疲劳,对将来哺乳也有利。如果备孕妈妈的钙摄入不足,宝宝将来会从母体吸收钙质,从而造成孕妇腰酸背痛,还可能出现软骨症。因此怀孕前就必须补钙,以供宝宝和自身所需。

你知道有哪些补钙方法吗?

备孕妈妈应多吃含钙丰富的食物。一些绿色蔬菜如甘蓝菜、花椰菜,因含钙丰富而草酸少,是钙的较好来源;小虾米皮含钙特别丰富;豆腐及豆干因在生产过程中加入了石膏(硫酸钙),因此含钙量远比豆类高;连骨吃油炸小鱼,或在煨排骨汤时加些醋,以促进骨头中钙的溶出,也可作为膳食中钙的好来源;骨粉、蛋壳粉也是良好的钙补充品。必要时备孕妈妈还可补充钙剂,但钙剂的补充一定要合理、科学、规范。

营养要求

你知道补钙离不开维生素D吗?

很多备孕妈妈都以为缺钙后直接补钙就可以,事实上补钙最关键的是补充维生素D,维生素D可以很好地帮助人体吸收钙,如果体内缺乏维生素D,额外补充的钙也很难吸收。

你知道哪些途径可补充维生素D吗?

人体需要的维生素D中,有10%可以通过饮食方式直接补充。备孕妈妈可以多吃胡萝卜、动物的肝脏等富含维生素D的食物,也可以通过口服维生素D进行补充。当然,人体所需绝大部分的维生素D(约占90%),要依靠自身合成,这一过程离不开阳光的照射。所以,备孕妈妈在备孕期间多晒太阳也是有益的。当阳光照射到备孕妈妈的身体时,就可以通过紫外线合成维生素D,进而促进钙质在体内的吸收和利用。天气晴好时,备孕妈妈应到室外晒太阳;大风天气时,可在室内有阳光的地方接受日光照射。每天至少晒太阳半小时。

你知道孕前要注意补铁吗?

铁是血红蛋白的主要成分,其在体内最主要的功能是合成血红蛋白,从而进一步生成红细胞。如果孕妇缺铁,就会产生贫血,容易倦怠。尤其是孕中期以后,由于宝宝生长迅速,每天都要吸收约5毫克的铁质,因而使母体血液中的铁质减少,贫血情况更易发生。贫血不但不利于宝宝的生长,而且孕妇分娩时会出现低热或产后出血等并发症,分娩时出血量也会增加,使产后母体恢复慢,甚至可能造成致命的伤害。

你知道补铁的适宜时机吗?

为了防止孕妇孕中期贫血,在孕前就要开始多摄取铁。铁能在人体内储存4个月之久,因此孕前3个月开始补铁是很适合的。

你知道哪些食物富含铁吗?

含铁丰富的食物有猪肝、猪血、牛肉、鸡蛋、大豆、海藻类、芝麻、黑木耳、香菇、绿色蔬菜等。

你知道孕前补锌的重要性吗?

人体生长发育和维持正常生命活动所需要的金属元素很多,但直接与受孕有关的是锌。锌是人体内一系列生物化学反应所必需的多种酶的重要组成部分,对人体内新陈代谢活动有着重大影响。缺锌不但使人体生长发育迟缓,将来身材矮小,而且使女性乳房不发育,没有月经,男子精液中精子数减少,甚至无精子。妇女缺锌还会导致自身味觉及食欲下降,减少营养物质的摄入,不利于受孕和优生。

你知道备孕爸爸也需要补锌吗?

备孕爸爸多吃含锌丰富的食物不仅对前列腺有好处,还可以增加精子数量,而且含锌丰富的食物有助于提高男性生育能力。

你知道补锌的其他好处吗?

锌对人体机能有着重要作用,它对分娩的影响主要是可以增加子宫有关酶的活性,促进子宫收缩,促使宝宝离开子宫腔,以帮助孕妇顺利地自然分娩。所以,女性在孕前补锌是必不可少的。

你知道哪些食物富含锌吗?

锌完全由食物提供,因此备孕爸妈在日常饮食中一定要注意补充锌元素。富含锌的食物主要有瘦肉、动物肝脏、蛋类及牡蛎等,植物果实中的坚果类,如花生、核桃等,以及豆腐皮、黄豆、银耳、白菜等。水果中苹果的锌含量最高,因而它素有"益智果"与"记忆果"之美称,备孕妈妈每天吃1~2个水果也可以满足身体对锌的需要量。

你知道孕前要多吃含镁元素的食物吗?

镁具有调节神经和肌肉活动、增强耐久力的神奇功能。镁还可以增强精子活力,提高男性的生育能力,从而增加成功受孕的概率。

你知道哪些食物富含镁元素吗?

富含镁元素的食物很多,紫菜含镁量最高,每100克紫菜中含镁460毫克,被誉为"镁元素的宝库"。小米、玉米、荞麦面、高粱面、燕麦、土豆、各种豆类以及花生、芝麻、海产品和香蕉等,也都是含镁较多的食物。

此外,多喝水能起到促进镁吸收的作用。

你知道孕前排毒的重要性吗?

人体每天都会通过呼吸、饮食及皮肤接触等方式从外界吸收"毒物",天长日久,它们在机体内蓄积,就会对健康造成危害。对于孕妇来说,这种危害更为明显。因此,建议在计划怀孕6个月之前,备孕爸妈要排除体内毒素。

你知道哪些症状是身体毒素沉积的表现吗?

(1)便秘:如果排便间隔时间多于3天,那么你可能患上了便秘。长期便秘,粪便不能及时排出,会产生大量毒素堆积,这些毒素被人体吸收,会继发肠胃不适、口臭、色斑等其他症状,导致机体器官功能减弱，抵抗力下降。

（2）黄褐斑：色斑发生的原因有内分泌失调、长期口服避孕药、肝脏疾患、肿瘤、慢性酒精中毒、日光照射等。你可能不知从什么时候开始，脸上就出现了黄褐色或淡黑色斑片，肌肤失去了原有的水嫩和光泽，这就提醒你要"清洁"身体内部了。

（3）痤疮：痤疮虽生长在皮肤表面，但与腹腔脏器功能失调息息相关。各种毒素在细菌的作用下产生，随着血液循环到达全身；而当排出受阻时，又会通过皮肤向外渗溢，使皮肤变粗糙，继而出现痤疮。

（4）口臭：口臭的形成大多是身体毒素长期累积形成的。因为口臭多由肺、胃、脾积热或积食所致，这些东西长期淤积在体内排不出去，就变成了毒素。口腔不洁、菌斑、牙石、牙垢的堆积是造成口臭最直接的原因。进食辛辣食物或暴饮暴食、疲劳过度、虚火郁结或某些口腔疾患如口腔溃疡、龋齿以及消化系统疾病都可以引起口气不清爽。因此，消除口臭除积极清洁口腔处，还需要从根本上对身体进行调理才行。

（5）肥胖：如果你的体重超过标准体重的20%，就属于肥胖了。长期过量进食高脂、高热量食品，体内激素就会升高，造成机体失衡，造成脂肪堆积，引发肥胖。肥胖者体弱无力、行动不便、动时气喘、心悸、怕热多汗，而且有糖、脂肪、水等物质代谢方面和内分泌方面的异常。

（6）皮肤瘙痒：外界的刺激、生活不规律、精神紧张以及内分泌障碍等使皮肤的代谢功能减弱就会引发瘙痒，这也是新陈代谢过程中产生过多的废物不能及时从体内排出造成的。因此，养成良好的生活习惯，注意调节自己的情绪都是十分重要的。

你知道哪些食物可以排出体内毒素吗？

（1）动物血：动物血液中的血红蛋白被胃液分解后，可与入侵人体的烟尘和重金属发生反应，提高淋巴细胞的吞噬功能，帮助毒素排出。另外，它还有补血作用。

（2）果蔬汁：鲜蔬果汁所含的生物活性物质能阻断亚硝胺对机体的危害，还能改变血液的酸碱度，有利于防病排毒。

（3）海藻：海藻类如海带、紫菜等所含的胶质能促使体内的放射性物质随大便排出体外，故可减少放射性疾病的发生。

（4）韭菜：韭菜富含挥发油、纤维素等成分，膳食纤维可助吸烟、饮酒者排出毒物。韭菜还能温补肝肾，因此有"起阳草"之称。

（5）豆芽：豆芽含多种维生素，能清除体内致畸物质，还能促进性激素生成。

（6）菊花茶：茶中的白菊具有祛毒的作用，对体内积存的有害化学或放射性物质，有抵抗、排除的功效。

（7）荔枝：有补肾益精、改善功能、加速毒素排除、促进细胞生成、使皮肤细嫩等功效。

（8）燕麦：燕麦可以润肠通便，促使粪便体积变大、水分增加，促进肠胃蠕动，发挥通便排毒的作用。

（9）苦瓜：苦瓜含有一种具有明显抗癌功效的活性蛋白质，能够激发体内免疫系统防御功能，增加免疫细胞活性，清除体内有害物质。

（10）山药：可改善消化功能，有健胃整肠的作用，可以减少皮下脂肪沉积，避免肥胖，且具有增强免疫力的功能。

（11）芦荟：既能排毒又能补虚，能极好地清理肠道、肝脏和血管,有效地刺激肠蠕动,把肠道毒素排出体外。

（12）黑木耳:含有的植物胶质有较强的吸附力,可吸附残留在人体消化系统内的杂质,清洁血液,经常食用可以有效清除体内污染物质。

（13）冬菇:强心保肝、宁神定志,具有促进新陈代谢及加强体内废物排泄等作用,是排毒健身的优良食用菌。

（14）海带:是理想的排毒养颜食物,具有化痰平喘、排毒通便的功效。海带中的碘化物被人体吸收后,能加速炎症渗出物的吸收。

你知道备孕爸爸孕前饮酒有哪些危害吗?

酒精通过毒害睾丸等生殖器官,引起血清睾酮水平降低,从而引起性欲减退、精子畸形,甚至导致男性不育。酒后怀孕可造成宝宝发育迟缓、反应迟钝和智力障碍,还可导致宝宝面部、骨骼、四肢和心脏等器官的畸形。因此,备孕爸爸不要铤而走险,还是少饮酒或尽量不饮酒为好。

你知道备孕爸爸孕前吸烟有哪些危害吗?

吸烟对精子的发生、成熟和畸形精子所占的比例都有明显的影响,长期大量地吸烟容易发生性功能障碍,也间接降低了生育能力。吸烟不仅会影响受孕的成功率,也会严重影响受精卵和胚胎的质量。为了下一代,在孕妇怀孕之前,备孕爸爸至少提前3个月到半年开始戒烟。

你知道孕妇孕前多喝咖啡易导致流产吗？

孕妇每天摄取咖啡因超过200毫克，容易生出体重不足的宝宝。咖啡因不仅会降低宝宝出生体重，还会提高孕妇自然流产率。如果胎龄不足，所生下的宝宝日后更易有机能缺陷和多动症。因此怀孕前一段时间，孕妇就应该戒掉咖啡。

孕早期营养要求

 你知道为什么孕期需要补充营养吗？

从怀孕开始，宝宝在子宫内发育成长，他每一阶段的健康发育都需要各种营养素，缺乏任何一种营养素，都可能对宝宝造成不可挽回的影响。宝宝是个小生命，所以大人维持生命而需要的营养宝宝也同样需要。只是，我们是直接从食物里获取营养，而宝宝则是从妈妈的身体里获取营养。因此，充足、完整、均衡的孕期营养是确保宝宝健康成长的关键。

妊娠期的膳食为何要营养均衡？

孕期的膳食应多样化，营养要均衡。所谓平衡膳食，就是要

营养要求

提供符合卫生要求、营养全面、配比合理的膳食标准和膳食配方，根据体重的实际情况做合理的安排。体重低于或高于应该增长的量都是不对的。所以，作为孕妇，应该避免饮食中的营养缺乏，保证身体处于最佳状态，使自己血液中能含有足够的、为胎儿所需的一切营养物质，但也不可营养过剩。

通常，我们的身体在完成各种代谢活动时，需要蛋白质、脂肪、碳水化合物、水、各种维生素、无机盐和必需的微量元素，还需要膳食纤维等40多种营养素。没有哪一种食品具备这么多的营养素，所以每天膳食要吃得杂些。

你知道孕期必需的10种关键营养素吗？

孕期有10种必需的关键营养素：蛋白质、脂肪、碳水化合物、叶酸、其他B族维生素、维生素C、维生素E、钙、铁和锌。

你知道孕早期饮食原则吗？

孕早期以高蛋白、营养丰富、少油腻、易消化的食物为主。孕早期宝宝还太小，他所需的热量和营养物质不多，孕妇所需的营养供给只是稍微有所增加，所以不用吃得太多。但妊娠反应易使孕妇食欲不佳，这期间也要做好特别的膳食处理。

你知道孕早期可以选择哪些食物吗？

食物选择要以促进食欲为主，很多孕妇会出现食欲下降或者发生口味上的改变，这时的饮食要尽量迎合孕妇的喜好，同时不要忌口太多，以保证母体能获得充足的营养供给。为孕妇选择易消化的食物，吃些粥、面包干、馒头、苏打饼干、花生等，可以减少呕吐现象。但不宜食用油腻、油炸、辛辣等不易消化和刺激性强的食物，以防消化不良或便秘。

你知道孕期饮食酸甜苦辣咸，吃法有讲究吗？

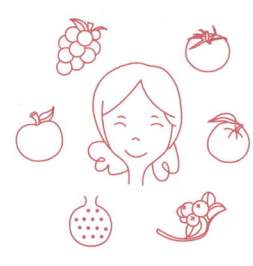

孕妇在饮食口味上会发生改变，如有的会突然间嗜酸，有的很贪甜，还有的就爱吃辣，有的就爱偏咸食等。过分喜欢某种口味，可能是因为早孕反应引起食欲减退，也可能是因为心理需要。面对这种情况，孕妇一定要讲究吃法，满足口腹之欲时还要保证身体的健康。

（1）酸味食物：酸味食物对孕妇很有好处，既能改善胃肠道不适症状，也可增进食欲。但有些酸味的食物孕妇不要多吃，比如人工腌制的酸菜、醋制品，因为它们营养价值不高，腌菜内还含有亚硝酸盐等致癌物质；再比如山楂或山楂片等虽然开胃、消食，但大量食用会刺激子宫收缩，有可能引发流产和早产，也不可贪食。孕妇可以多吃番茄、橘子、杨梅、石榴、葡萄、绿苹果等新鲜果蔬。

（2）甜味食物：孕妇吃甜食过量可引起高血糖。有些甜食只含糖，营养成分不多，吃了以后容易导致胎儿过大，会增加分娩的难度。孕妇每天食糖量应控制在50克以内。

（3）苦味食物：苦味食物有保健作用，在孕期应提倡食用些苦瓜。苦瓜能刺激唾液及胃液分泌，促进胃肠道蠕动，改善孕妇的消化功能，促进食欲。同时，其含有的维生素C比一般瓜类蔬菜高出许多，可增强孕妇的免疫力。

（4）咸味食物：孕妇不宜吃太咸。若孕妇在孕期罹患了妊娠期高血压疾病，那么吃得太咸就会对宝宝及孕妇的健康造成极大危害。

你知道孕早期有哪些摄食技巧吗？

孕早期可能随时都会有饥饿感袭来，许多孕妇也就不由自主地变得十分"爱吃"。在这种情况下，你的体态很快就会有所改变，怎么吃才能成功应对饥饿感，同时又不致使体重飞长呢？孕妇可按下面几个方式进行摄食调节：

（1）少食多餐：免用大盘子盛装食物，面对一大盘子美味的诱惑，孕妇可能会失去控制力，可以用小盘子盛装或者实行分餐制。

（2）控制糖类食物和脂肪含量高的食物：米饭、面食等粮食均不宜超过每天标准的供给量。

（3）食用低能量的、量少质精的食品：在孕妇的饮食中应加一些低能量而有饱腹感的食物，如山芋、土豆等。

（4）合理加餐：加餐时间不必拘泥，种类要灵活多变，按需补充、及时解馋，既可以减少正餐的进食量，又能及时补充营养与能量。

（5）进食减速化：进食时要细嚼慢咽，据统计，吃饭超过15分钟的人，比进食快的人的总进食量要小，而且不易发胖，同时更容易吃饱。

你知道孕妇切忌节食保持身材吗？

生活中很多孕妇，怕孕期发胖影响自己产后的体形，或怕宝宝太胖，担心生不下来，要做剖宫产，因此就节制饮食，尽量少吃。殊不知，节食的做法对孕妇自己和宝宝是十分有害的。

怀孕期间，宝宝通过脐带从胎盘中汲取营养。宝宝发育所需要的营养成分主要包括氨基酸、碳水化合物、脂肪酸、无机盐、维生素等。孕妇节食会直接影响宝宝对必需营养成分的摄取，营养物质不足会影响宝宝发育。此外，孕期节食对孕妇自己的身体也是有害的，孕妇营养不良本身可导致水肿、贫血、腰酸腿痛、体弱多病。体重正常上升是孕期健康的一个最为主要的迹象。孕妇要记住，只有均衡饮食，体重持续适当增长，才有可能生下健康的宝宝。

你知道孕早期要保持水、电解质平衡吗？

在孕早期，孕妇容易发生妊娠反应，这是正常的现象，但是有些妊娠反应特别剧烈的孕妇由于频繁呕吐，不仅将胃内食物吐出，而且还将胆汁等分泌物也吐出,引起体内水、钠、钾等营养素丢失,电解质紊乱,易出现酮体。如未能及时纠正,就会出现水、电解质平衡失调,使母体健康受到严重损害,宝宝的健康也难以得到保障。所以孕妇一定要保持水、电解质的平衡,在早期注意多饮水、多吃蔬菜和水果。同时,还可配合随意膳食,做到什么时候能吃就吃,什么时候想吃就吃,在择食和摄食方面做到不偏食、不挑食。

你知道为什么不可以不吃主食吗?

主食含有大量的碳水化合物,其主要作用是提供能量、维持血糖。孕妇和宝宝脑细胞的代谢和胎盘也都要靠消耗糖原来得到能量。主食吃得过少,易发生低血糖,产生对神经系统有毒性作用的酮体。

你知道吃鹌鹑可以预防贫血吗?

鹌鹑肉质鲜美,含脂肪量少,食而不腻。鹌鹑肉对孕妇营养不良、体虚乏力、贫血、头晕有很好的食疗作用。另外,鹌鹑肉富含的卵磷脂、脑磷脂是高级神经活动不可缺少的营养物质,对宝宝有健脑的功效。所以,孕妇可以适量吃些鹌鹑。另外,鹌鹑不仅营养价值很高,它的药用价值也很高。中医学认为,鹌鹑具有补中益气、强筋骨、耐寒暑、消结热、利水消肿作用,是很适合孕妇食用的佳品。

你知道孕早期蛋白质补充不可过量吗？

妊娠早期蛋白质摄入量应不低于未孕妇女的摄入量，优质蛋白应不低于蛋白质总摄入量的50％，方可满足孕妇的需要。优质蛋白质主要来源于动物性蛋白质如蛋、肉、鱼、奶类及植物蛋白质——大豆。但是蛋白质与其他许多营养素一样，有一个最佳的补充量，孕期高蛋白饮食，可影响孕妇的食欲，增加胃肠道的负担，并影响其他营养物质摄入，使饮食营养失去平衡。因此，对于蛋白质的摄入应持适量、适度的原则，切不可盲目多补、滥补。

你知道孕早期宜少食温热及热性水果吗？

60％~70％的女性在怀孕后，都会阴血偏虚，内热较重。正如中医所说的"产前宜凉，产后宜温"。在孕早期，孕妈咪最好还是多吃一些苹果、桃、杏、菠萝、乌梅等中性水果。

你知道孕期大量吃水果、坚果的潜在问题吗？

很多孕妇一天吃好几斤水果，吃很多核桃等坚果类食品，认为多吃这些食物孩子的皮肤会白、头发会长得好。但这样会摄入过多的热量、脂肪和糖，容易诱发妊娠期肥胖、妊娠期糖尿病、巨大儿等。提醒孕妇们，孕期吃水果和坚果类食品要适度，一般来讲，每天水果不宜超过250克，限量吃西瓜，因为西瓜是利尿剂，容易造成孕妇脱水,且含糖分较高,使体重增加过快。核桃等坚果1~2个即可。

你知道孕早期可以吃哪些零食吗?

孕妇在正餐之外,吃一点零食可拓宽养分的供给渠道。建议嗑一点瓜子,诸如葵花子、西瓜子、南瓜子等。葵花子富含维生素E。西瓜子含亚油酸较多,而亚油酸可促进胎儿大脑发育。南瓜子的优势则在于营养全面,蛋白质、脂肪、碳水化合物、钙、铁、磷、胡萝卜素、维生素B_1、B_2、尼可酸等,应有尽有,而且养分比例平衡,有利于人体的吸收利用。

你知道多吃零食会影响宝宝发育吗?

吃零食虽然不是坏习惯,但如果可能,尽量选择营养丰富、低糖、低热量、高膳食纤维的食物,如吃水果、坚果、酸奶、白煮蛋、粗纤维饼干等食品,少吃热量较高,含脂肪、糖类、盐较多的食物,如炸土豆片、巧克力、薯条、炸面圈等。因为这些食物中还常常含有人工色素和添加剂,不仅对母体健康有害,还会影响宝宝的生长发育。

孕期补充维生素越多越好吗?

在胎儿发育过程中,维生素是不可缺少的,但有些孕妇唯恐胎儿缺乏维生素,每天服用许多维生素类药物,殊不知,盲目大量补充维生素只会对胎儿造成损害。

过量服用维生素A，会影响胎儿大脑和心脏的发育，诱发先天性心脏病和脑积水，故孕妇服用维生素A每天不应超过8 000国际单位。

孕妇如果摄入维生素D过多，则可导致特发性婴儿高钙血症，表现为囟门过早关闭、鼻梁前倾，严重的还伴有智力减退。平时常晒太阳的孕妇可不必补充维生素D。

孕妇如果长期过多服用维生素B_6，其不良影响主要表现在胎儿身上，会使胎儿产生依赖性，医学上称为"维生素B_6依赖综合征"。当婴儿出生后，维生素B_6来源不像母体内那样充分，结果出现一系列异常表现，如容易兴奋、哭闹不安、容易受惊、反复惊厥等，如诊治不及时，将会留下智力低下的后遗症。

孕早期想吃酸怎么办？

女性怀孕以后，胎盘分泌一种绒毛膜促性腺激素，可抑制胃酸的分泌，导致消化酶的活力降低，使孕妇胃口减弱，消化功能下降，故吃酸无疑是对此种反应的一种补救。不过孕妇食用酸味食品要注意选择。山楂的营养较丰富，但可引起子宫收缩，有导致流产的可能，故孕妇最好"敬而远之"。而番茄、杨梅、樱桃、葡萄、柑橘、苹果等是补酸佳品，孕妇宜食之。

你知道孕妇不宜吃久存的土豆吗？

土豆中含有生物碱，存放越久的土豆生物碱含量越高。过多食用这种土豆，可影响胎儿正常发育，导致胎儿畸形。当然，人的个体差异很大，并非每个人食用后都会出现异常，但孕妇还是不吃为好，特别是不要吃长期贮存的土豆。

你知道孕妇应少食味精吗？

味精的主要成分是谷氨酸钠，血液中的锌与其结合后便从尿中排出，味精摄入过多会消耗大量的锌，导致孕妇体内缺锌。而锌是胎儿生长发育之必需品，故孕妇要少吃味精。

你知道如何来控制食盐摄入量吗？

食盐是饮食调味的基本佐料，但对于孕妇来说最好少吃为好，因为多吃盐可促进肥胖及增加心肾负担，不利母婴健康。一般每天摄入量应控制在6~7克为宜。那么如何做到降低饮食中盐分而又不影响食欲呢，孕妇可以参考一下下面的做法：

把每天所需盐量准备好，一般每天按7克为宜，每次做菜从总量中取用，用完不追加。

做菜时加用少许酱油和适量的盐，比单纯用盐的色和味要好一些，能引发食欲。拌凉菜时加入醋和少许酱油味道会鲜美，且不必多放盐。

利用原料本身香味，如香菜、芹菜、青蒜苗等，来调理菜的味道，并减少用盐量。

还可以把花生、芝麻等富含脂肪的坚果类捣碎，混在菜里一起吃,能增加调味。利用鱼汤、肉汤等高汤烹调菜肴,可以减少酱油和盐分的用量。

你知道孕妇不宜饮浓茶吗?

英国的一位医生发现茶叶中含有不少氟化物,一杯浓茶中氟化物含量可达1.25毫克。如果用来喂养孕鼠,则发现所生小鼠有骨骼方面的畸形,氟对胎儿的危害虽然尚未肯定,但还是不饮浓茶为好。孕期饮浓茶,不仅易患缺铁性贫血,影响胎儿的营养物质供应,由于浓茶内含有咖啡因,还会增加孕妇的心跳和排尿次数,增加孕妇的心脏和肾脏负担,有损母体和胎儿的健康。

你知道孕妇需要及时补水吗?

孕期,孕妇体内的血流量增加了1倍,需要摄取大量水分。孕妇此阶段应注意及时补充水分。不要在已经感到口渴时才想起喝水,因为此时体内水分已经失衡,脑细胞脱水也已经达到了一定程度。进水量过少,血液浓缩,会阻碍代谢物的排出,增加尿路感染的机会,对宝宝的新陈代谢不利,对孕妇的皮肤护理也不利。

你知道孕妇如何补充水分吗?

肾脏功能正常的孕妇饮水量并没有统一的标准,孕妇最好每天补充1 000~1 500毫升水,以供循环和消化,并保持皮肤健康,如果孕妇的生活节奏极为规律,可以参照以下方案来饮水:早上起床后喝1杯水,上午10时左右1杯,午餐后1小时补充1杯,下午4时1杯,晚餐后1小时补充1杯,睡前再来1杯,这样可以使孕妇24小时都不会缺水。但有某些并发症的孕妇要控制饮水量,具体要听医生的指导。

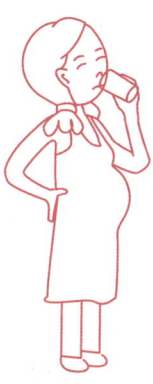

你知道饮料不能代替白开水吗?

很多孕妇常用饮料代替开水喝,认为这样做不仅解渴,还能增加营养。其实这种认识是错误的。因为饮料一般含糖较多,口感甜腻,只能一时解渴,喝后不久反而增加口渴感。而且饮料都含有较多的糖及其他添加剂,含有大量的电解质,喝多了还会产生各种不良影响。比如胃液含有多种消化食物的酶,胃酸能杀死进入消化道的有害细菌,防止胃肠道感染,而饮料喝多了,会稀释胃内的消化液和酸度,影响消化吸收和胃液的杀菌作用,而且会增加肾脏过滤的负担,影响肾功能。

饮料中常含有色素、糖精、香精等物质,喝多了还会引起肥胖。因此,孕妇不宜用饮料代替白开水。

你知道孕妇不宜饮咖啡和可乐型饮料吗?

咖啡和可乐的主要成分为咖啡因、可乐宁等生物碱。咖啡因和可乐宁是一种兴奋中枢神经系统的药物。胎儿对咖啡因尤为敏感，咖啡因能迅速通过胎盘而作用于胎儿，使胎儿受到不良影响。实验证实，对孕鼠注射咖啡因，仔鼠易发生腭裂、脑膜膨出、脊柱裂、无下颌、无眼、骨骼异常、矮小、四肢畸形等现象。为了下一代的健康，孕妇应当慎饮或禁饮咖啡及可乐型饮料。

你知道吃火锅会威胁宝宝健康吗？

弓形虫的幼虫往往藏匿在受感染动物的肌肉细胞中，肉眼是无法看到的。人们吃火锅时，习惯将鲜嫩的肉片放到煮开的汤料中稍稍一烫就即刻食用，这种短暂的加热并不能杀死寄生在肉片细胞内的弓形虫幼虫，进食后幼虫可在肠道中穿过肠壁随血液扩散到全身。如果孕妇吃了有病原体的肉片，幼虫可能通过胎盘传染给宝宝，影响宝宝发育，严重者可发生流产、畸形、死胎。因此，为了使宝宝健康发育，孕妇不宜吃火锅，偶尔食用时，一定要将肉片烧熟、煮透。

你知道多吃冷饮会引起腹痛吗？

孕妇的胃肠道对冷的刺激非常敏感。多吃冷饮能使胃肠血管突然收缩，胃液分泌减少，消化功能降低，从而引起食欲不振、消化不良、腹泻，甚至引起胃部痉挛，出现剧烈腹痛现象。孕中晚期，孕妇的鼻、咽、气管等呼吸道黏膜往往充血并伴有水肿，如果大量贪食冷饮，充血的血管突然收缩，血液减少，可致局部抵抗力降低，使潜伏的细菌与病毒乘虚而入，引起嗓子痛哑、咳嗽、头痛等,严重时引起上呼吸道感染或诱发扁桃体炎。

你知道夏季饮食有哪些注意事项吗?

进入夏季,炎热的天气会使很多孕妇出现食欲不振、咽喉干燥、鼻腔燥热、嘴唇干裂、心悸心烦等不适症状。因此,夏季饮食要顺应自己的胃口,一日三餐既不暴饮暴食,也不要强迫自己进食,而应该少食多餐,挑选适合自己胃口,有祛暑散热、增加食欲功效的时令食材。

你知道夏季如何科学食用水果吗?

盛夏大量时令水果上市,建议孕妇可以多吃水果补充水分和维生素,但不可食用过多水果,每天3顿水果或者干脆用水果来代替饮食的做法是不可取的。这是因为人体所需的基本营养物质有碳水化合物、无机盐、蛋白质、氨基酸等,仅靠吃水果无法满足这些营养物质的需求。饮食长期"水果化",将对人体的内分泌系统、消化系统、免疫系统等产生不利影响,而且会造成身体营养不均衡。

你知道夏季不宜多吃生冷肉类吗?

妊娠期精血聚集于冲任以养胎,孕妇机体多处于阴血偏虚、阳气偏亢的生理状态,即民间所说的孕妇多易上火,加之妊娠又有偏食的嗜好,所以有些孕妇爱食用一些生冷食物。但是怀孕期,孕妇的胃肠对冷的刺激非常敏感,多吃生冷食物会使胃肠血管突然收缩,胃液分泌减少,消化功能降低,尤其是食用了大量的生冷肉类,会让孕妇更易于引起食欲不振、消化不良、腹泻,甚至引起胃部痉挛,出现剧烈腹痛现象。

另外,夏季细菌繁殖较快,一些生冷肉类极易变质,如果孕妇不慎食用,将会带来非常严重的后果。

孕中期营养要求

你知道孕中期有哪些饮食原则吗?

到孕中期,早孕的反应减弱,身体较为舒适,食欲会增加。此时,宝宝生长也比较迅速,开始形成骨骼、牙齿、五官和四肢,同时宝宝的大脑也在进一步发育,因此这个阶段对营养的需求至关重要。所以孕妇的饮食要丰富、合理,做到荤素搭配。

你知道孕中期膳食有哪些注意点吗?

(1)荤素搭配、合理营养,避免挑食、偏食,防止无机盐等营养物质的缺乏。

(2)食物烹调方法以蒸、焖、煮、煨为主,避免油炸、熏烤、腌制。同时要严格把控食物质量和烹饪过程,切忌食用未煮熟的鱼、肉。

(3)孕中期孕妇对热量的需求比孕早期增加,应适当增加米饭、馒头等主食及鱼、肉、蛋、奶、豆制品、坚果等副食,同时还要做好粗细杂粮的搭配。

(4)孕中期是宝宝骨骼发育的关键时期,奶制品、豆制品、海产品、多叶的绿色蔬菜等是较好的钙源,孕妇可以多选择此类食物。

因此,应不失时机地调整饮食,保证食品的营养质量,还要提供热能和各种营养素的摄入量。当然,孕妇也不能无限制地进食,以免自身肥胖,或形成巨大儿。

你知道孕妇不宜食热性佐料吗?

孕妇吃热性佐料如小茴香、八角、花椒、胡椒、桂皮、五香粉等,容易消耗肠道水分,使胃肠分泌减少,造成肠道干燥、便秘。发生便秘后,孕妇必然用力屏气解便,使腹压增加,压迫子宫内的胎儿,易造成胎动不安、早产等不良后果。

你知道孕中期为什么要保证优质足量的蛋白质摄入吗?

为了满足母体营养和胎儿生长的需要,并为分娩及产后哺乳进行适当储备,孕妇应增加蛋白质摄入量,每天要比妊娠早期多摄入15~25克蛋白质,且动物蛋白质应占一半以上。

你知道孕妇不宜多吃菠菜吗?

　　人们一直认为菠菜含丰富的铁质,具有补血功能,所以它被当做孕期预防贫血的佳蔬。其实,菠菜中含铁不多,而含有大量草酸。草酸可影响锌、钙的吸收。孕妇体内钙、锌的含量减少,会影响胎儿的生长发育。所以,孕妇不宜多吃菠菜。

 你知道孕中期补充维生素 A 有哪些好处吗?

　　孕中期补充维生素 A 能促进宝宝心脏发育,坚固牙齿并预防先天性视力障碍。同时能提升孕妇的抗感染能力,增强免疫力和体力。

 你知道多吃玉米有益宝宝发育吗?

　　玉米中的蛋白质、脂肪、糖类、维生素和无机盐都比较丰富,其特有的胶质蛋白占30%,球蛋白和白蛋白占20%~22%。由于玉米中含有维生素 A,对人的智力和视力都有好处。且玉米中的维生素含量较多,可防止细胞氧化、衰老,从而有益于宝宝智力的发育。

 孕妇可以适当补充脂肪吗?

　　专家建议,适量的脂肪既可以满足孕期能量的需求,又能使孕妇的体重增长保持在适当的水平。所以,孕妇应适当补充含脂肪的食物。

你知道孕中期缺钙有哪些危害吗?

到怀孕第4个月时,胎儿所有器官都已形成,以后将会继续增加体重,因此对能量和蛋白质的需求大大增加。充足的蛋白质及能量摄入才能促进胎儿的生长发育并可以减少生下低出生体重儿的机会。这段时期要保证胎儿的骨骼正常发育,钙的需求会增加40%,每天约需要1 200毫克钙才能确保母体与胎儿的需求。钙摄入不足,会给胎儿带来严重的后果,可能引致先天性佝偻病。因此,孕妇必须摄取充足的钙,并补充维生素D帮助钙的吸收,才能确保出生的胎儿拥有一个健壮的体格。若孕妇没有注意补钙,血钙浓度会降低,进而动用到骨钙,此时孕妇多会有抽筋、腰腿酸痛等现象。孕妇若能注意孕中期补充钙质,则除了可以免除上述缺钙对于胎儿和孕妇的影响,产后的恢复也会较快。

你知道如何选择补钙制剂吗?

目前市场上的补钙制剂种类繁多,而且还有新的品种不断出现,但其中所含的成分主要还是碳酸钙、乳酸钙、柠檬酸钙和葡萄糖酸钙等几种。不同的是,有些以动物新鲜的骨骼或珍珠粉、贝壳等为原料,有些则是化学合成的。

孕妇选购时首先应查看有无卫食健字的批准文号及特有标志，其次是要了解其所含的成分及所含钙元素的量。目前市场上补钙制剂中钙元素的含量差异很大，应结合自己的需要量来选择。我国孕妇一般需每天摄入600~1 000毫克的钙。此外，孕妇还可以结合自己的工作、生活环境等情况来选择一些含有另外一些营养素的补钙制剂，如缺少室外活动的孕妇可选择含有维生素D的钙制剂等。

你知道多吃香菇有哪些好处吗？

香菇营养丰富，孕妇适当食用，能强身健体、增强对疾病的抵抗能力，并能促进宝宝的发育。香菇有种一般蔬菜缺乏的物质，它经太阳紫外线照射后，会转化为维生素D，被人体利用后，对于增强人体抵抗疾病的能力起着重要的作用，可以帮助孕妇补充钙质和预防感冒等疾病。此外，香菇除了具有抗病毒活性的双链核糖核酸外，还有一种糖类，具有明显的抗肿瘤性和调节机体免疫功能等生物作用。

你知道香菇有哪些食用方法吗？

香菇的食用方法很多，可以单独食用，也可与鸡鸭鱼肉相配，可以通过炒、烧的方法烹调出美味的菜肴，也可通过煮、炖的方法做成鲜美可口的汤，不仅不会刺激胃肠道，还有利于营养物质的消化吸收。

孕中期食欲不振怎么办?

孕中期食欲不振可以采用下列方法：① 少量多餐，尽量避免空腹，可以找一些喜欢吃的食物来增加食欲；② 避免味道重的东西，最好多吃些清淡的食物；③ 避免自己烹煮油腻的食物、远离油烟；④ 不要吃油腻的东西，等到习惯清淡之后，再慢慢恢复正常；⑤ 吃饭的时候保持愉快的心情，或是在让你开心的环境中用餐，饭后尽量多休息。

你知道孕中期该吃多少吗?

在怀孕期间，家人最担心的还是母子的营养够不够，都是"两个人"了，当然要吃"双份"，孕妇们也是在这种观念下，想吃什么就吃什么，绝不会犹豫该不该吃那么多。其实，孕妇需求最主要的是热量和蛋白质，只需要通过增加半碗饭，1个鸡蛋或一些鱼、肉，即可达到要求。

孕中期补充α-亚麻酸有哪些好处呢?

合理的膳食和良好的生活习惯十分重要。大脑是人体的控制中心，α-亚麻酸及其代谢物(EPA、DHA)约占人脑重量的10%，在大脑磷脂中约占20%，在脑神经及视网膜的磷脂中约占50%。胎儿5个月后，需要由母体提供充足的α-亚麻酸，以便满足胎儿因大脑和视网膜发育对DHA的需求，而补充的最好途径是选择好的食用亚麻油。

孕妇为什么不宜吃罐头食品？

罐头食品在制作过程中都加入一定量的添加剂，如人工合成色素、香精、防腐剂等。尽管这些添加剂对健康成人影响不大，但孕妇食入过多则对健康不利。另外，罐头食品营养价值并不高，经高温处理后，食物中的维生素和其他营养成分都已受到一定程度的破坏。

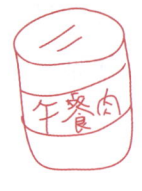
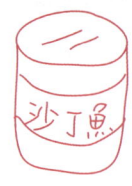

孕晚期营养要求

你知道孕晚期饮食原则吗？

孕晚期是宝宝大脑细胞增殖的高峰，供给充足的必需脂肪酸是满足大脑发育的必要条件。孕妇的饮食要以量少、丰富、多样为主，一般采取少吃多餐的方式进餐，要适当控制饮食的数量，特别是高蛋白、高脂肪食物，如果此时不加以限制，过多地吃这类食品，会使宝宝生长过快，给分娩带来一定困难。因此孕妇应选择体积小、营养价值高的食物，如土豆、红薯，以减轻胃部的饱胀感。特别应摄入足量的钙。孕妇在吃含钙丰富食物的同时,应注意维生素的摄入。

（1）增加植物蛋白质的摄入,防止产后出血,增加泌乳量。孕晚期除保证鱼禽蛋奶等动物性食品的摄入外,可多增加点植物蛋白质,如豆腐和豆浆。

（2）多吃含铁和钙丰富的食物,含钙的食物有海鱼、虾米等。含铁丰富的食物有动物的肝脏、绿叶菜和蛋黄等。动物的肝脏中含有血红素、铁、叶酸和维生素等,是孕晚期补铁的较好选择。

（3）多补充植物油,植物油不仅含丰富的必需脂肪酸,还富含维生素E。维生素E可避免宝宝发育异常和肌肉萎缩。多吃些花生、芝麻、核桃以及芝麻油、豆油等,就可得到足量的维生素E。

（4）多吃鱼,补充必需脂肪酸和DHA。DHA是宝宝大脑、眼睛发育和维持正常功能所需的营养素,人体内不能合成,必须从食物中获得。鱼肉中DHA含量较高,孕妇要多食用。

孕晚期还需要补充钙、铁吗?

怀孕期间,足月胎儿所需的钙有80%都是在妊娠最后3个月所获得的,怀孕8个月以后胎儿的骨骼与牙齿钙化突然加速,此时需要大量钙质,所以孕妇千万不要忽略钙的摄取。如果母亲摄入钙不足,将导致胎儿的骨骼与牙齿发育不良,新生儿因为血钙不足而容易惊厥,或导致佝偻病的发生。另外,钙对新生儿智力发育与神经系统十分重要,缺钙会影响胎儿将来的智力发展。

孕妇应每天摄入1 500毫克的钙,同时补充适量的维生素D。胎儿的肝脏在此期以每天5毫克的速度贮存铁,直至出生时达到300~400毫克的铁质,孕妇应每天摄入铁达到28毫克,且应多摄入来自动物性食品的铁。孕妇应经常摄取奶类、鱼和豆制品,最好将小鱼炸或用醋浸酥后连骨吃,并常饮用排骨汤。虾皮含钙丰富,汤中可放入少许。动物的肝脏和血液含铁量很高,利用率高,应经常选用。

你知道孕晚期缺乏维生素 B_1 的危害吗?

孕晚期需要充足的水溶性维生素,尤其是维生素 B_1,如果缺乏则容易引起呕吐、倦怠,并在分娩时发生子宫收缩乏力,导致产程延长。

你知道孕晚期饮食要重质不重量吗?

许多产妇在孕36周后,B超显示胎儿超过2.5千克,然而时隔1个月,生下来的宝宝有可能达到4千克,因此孕晚期供给量与孕中期相同,不需要补充过多,饮食要重质而不是仅重量,尤其最后1个月,要适当限制饱和脂肪酸和碳水化合物的摄入,以免胎儿过大,影响顺利分娩。

你知道孕期体重增加过多的危害吗？

"体重增加没事，产后再减肥"这种想法非常错误，孕妇的体重是孕期判断营养状况的指标之一，孕妇吃得过多，热量超标，营养失衡，导致妈妈肥胖，胎儿过大，易发生妊娠期糖尿病和巨大儿，妊娠期糖尿病可导致严重的母婴并发症。

运动与行为

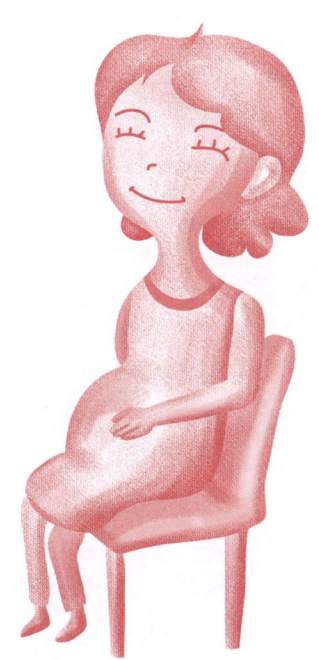

备孕期运动方式及强度

你知道孕前运动可使身体保持良好状态吗?

传统观念告诉我们,女性怀孕应尽量减少体育活动,但是随着科学与医学的进步,越来越多的事实证明,如果夫妻双方在计划怀孕前的一段时间内,能进行适宜而有规律的运动,不仅可以促使女性体内激素合理调配,确保受孕时女性体内激素的平衡与受精卵顺利着床,避免孕早期流产,还可促进胎儿的生长发育,同时减轻孕妇分娩时的难度和痛苦。

你知道孕前运动的好处吗?

孕前运动可以提高男性精子质量和女性的"孕力",能把母体功能调节到较佳状态,可以预防妇科疾病和妊娠期糖尿病,为产后恢复奠定基础。

你知道哪些运动属于有氧运动吗?

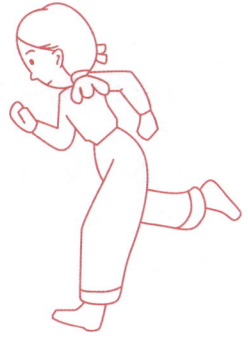

有氧运动,是指人体在氧气充分供应的情况下进行的体育锻炼,属于一种恒常运动,要求每次锻炼的时间不少于1小时,每

周坚持3~5次。包括步行、慢跑、游泳、跳绳、骑自行车、乒乓球、篮球、爬山、网球、羽毛球、跳舞、爬楼梯、健身操等。

你知道孕前胸部运动的好处吗？

胸部肌肉力量的增强，能更好地促进产后体型的恢复，提高肺活量，增强心脏供氧能力以及使身体保持最佳的姿态。主要针对胸部下垂、外展、胸部外侧有赘肉的女性。主要动作：胸部伸展运动、俯卧撑等。

你知道孕前腹部锻炼的好处吗？

腹部肌肉强壮不仅对腰椎能起到保护作用，对怀孕时日渐加重的腹部能起到支撑作用，还能使骨盆一直处于适合的位置，确保胎儿安全。同时，盆腔内小肌肉力量及控制能力的提高，有助于分娩及产后性功能的恢复。主要针对部位：腹部多余的脂肪、盆底肌。主要动作：提肛训练、静力蹲。

你知道孕前背部锻炼的好处吗？

强壮的背部肌肉，能使躯干和脊柱保持中立的状态，减少对内脏器官的压迫，促进循环系统功能，提升整体状态。主要动作：划船、坐姿肩胛后收、肩胛内旋外旋。

运动与行为

你知道孕前腿部锻炼的好处吗?

增强腿部肌肉的力量,提高肌肉的弹性,能更好地支撑身体,保证孕期体重不断增加后的正常生活。腿部锻炼能增强肌肉柔韧性,提高血液回流能力,减少下肢水肿,从而提高身体的整体功能。主要的运动方式可以采用下蹲运动。

你知道孕妇练习瑜伽的好处吗?

孕妇练习瑜伽可以增强体力和肌肉张力,增强身体的平衡感,提高整个肌肉组织的柔韧度和灵活度。同时可以控制分泌荷尔蒙的腺体,增加血液循环,还能够很好地控制呼吸。

练习瑜伽可以起到按摩内部器官的作用,尤其是针对腹部练习的瑜伽,可以帮助产后重塑身材。瑜伽有益于改善睡眠,使孕妇形成积极健康的生活态度,还能帮助孕妇进行自我调控,使身心合二为一。

孕早期运动方式及强度

孕早期宜选择哪些有氧运动?

散步是一种很安全的运动方式,而且能够增加人的耐力。孕妇在散步的同时也在刺激着宝宝的运动。散步时要注意速度，要选择在空气流通、人少、环境好的地方进行。在柔和的阳光下散步最好，因为紫外线具有杀菌功效，而且能促进肠道对钙、磷的吸收，对宝宝的骨骼发育特别有利，散步可贯穿于整个孕期。

（1）放松式散步法：以放松短小的步伐向前迈步，以让你感到舒适的步子进行，手臂自然放在身体两侧，你可以利用这种散步的方法训练分娩所需要的呼吸方法：用鼻子深吸气，然后用口呼气。如果能在海边或者绿荫下进行这种散步就最好不过了。

（2）间隔式散步法：首先进行一个10分钟的放松热身散步。然后以中速慢走1分钟，最后快速走2分钟，行走的过程要保持头部朝上，肩膀放平，手肘弯曲放在身体两侧，两臂在行走的过程中应该自然摆动来帮助维持身体的平衡。重复这种散步方法6次，最后进行放松慢走5分钟。

（3）交叉训练散步法：先用中速行走10分钟，然后快速走2分钟再停下来，最后再进行10分钟的放松慢走。

你知道孕早期游泳有哪些好处吗？

孕早期游泳是很好的运动。它可以减轻关节负荷，促进血液流通，对宝宝神经系统的发育也有积极作用。游泳时，水对胸廓的压力可以使呼吸动作加强，增加肺活量，这有助于孕妇日后在分娩时憋气用力，缩短产程。在水中体位的变化，有利于纠正胎位，促进顺产。不过，游泳运动一定要注意安全，身边还要人陪着。

你知道孕早期运动需要注意什么吗?

（1）运动应慢慢开始，缓和进行，最后慢慢平静地结束。可以边做运动边说话，以避免运动过分激烈，还要时不时地停下来休息一下。

（2）应在运动前、运动时和运动后多饮水。

（3）运动中如果感到不舒服、气短和劳累，应休息一下，感觉好转后再继续运动。

（4）避免极度牵拉、跳跃及过高冲击力的运动。怀孕期间关节组织松弛，这些运动极易导致关节损伤。

（5）不要在非常炎热和潮湿的环境中运动。

 你知道孕早期坚持工作有哪些好处吗?

（1）缓解妊娠反应，坚持工作的妈妈由于生活工作有规律，妊娠反应会较小。

（2）减少致畸幻想，由于妊娠反应及荷尔蒙的变化，孕妇在高兴之余也会担心宝宝是否健康。这种担心往往在闲暇时会表现较为强烈，而忙碌的工作可以转移孕妇的注意力，冲淡这种焦虑。

（3）有利于保持良好心情，孕妇上班不仅可以及时获得外界的信息，和怀孕的同事交流，也不觉孤单，还能保持原来的社交圈，同事对孕妇的友好态度，也会让她感觉生活如此美好，每天保持好心情。

（4）促进胃肠蠕动，防止便秘。

（5）有利于产后恢复。

你知道孕早期瑜伽有助于睡眠吗？

瑜伽有益于改善睡眠，消除失眠，使身体健康舒适，保持每天的好心情。

（1）青蛙式：① 仰面躺在床上，双膝弯曲，向上抬至腰部，然后将双手放在双膝上。② 配合呼吸，让双膝向两侧打开，停留4~5个呼吸。此动作可放松下背、腰部肌肉，帮助睡眠。

（2）简易扭转式：① 平躺在床上，双手向两旁完全伸展开，双膝弯曲上拱，双脚平放在床上。② 上半身保持不动，双膝带领

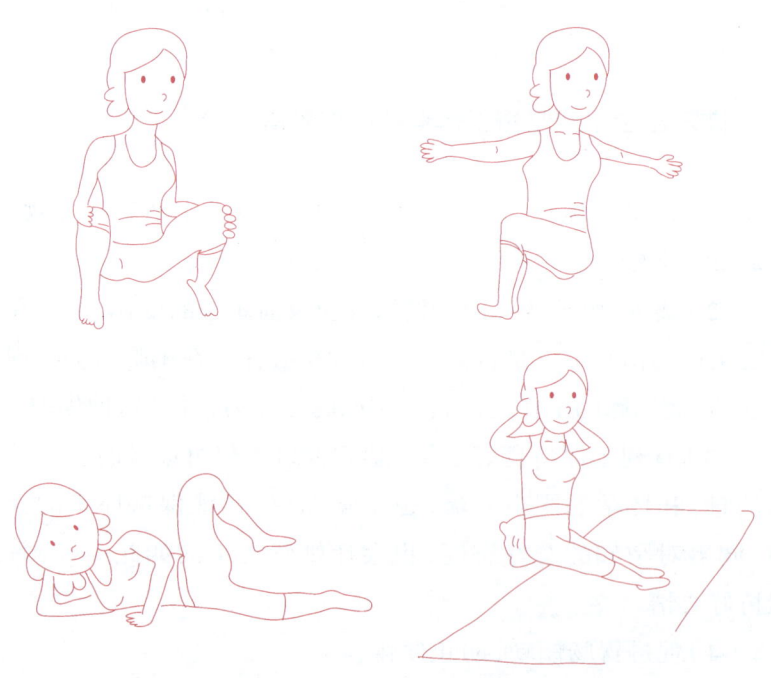

身体慢慢往右侧倒,直至腿贴到床面。③ 上半身保持不动,双膝带领身体慢慢从右侧往左侧床面贴倒。

（3）绕膝运动：① 右侧躺,右手撑起头部,使右腿膝盖稍微侧放在床上。② 左膝弯曲,抬起至腰部。③ 左膝腾空,作画圈绕膝的动作。然后换左侧躺,动作如前。这个动作可以增强骨盆力量,促进血液循环,并有提臀效果。

（4）抬脚：将腿靠着墙面抬高,臀部下方垫小枕头,脚趾尽量向上伸展,帮助小腿后部肌肉舒展。这个动作可以减轻小腿肿胀。

你知道孕早期的其他运动吗?

（1）踝关节运动：孕妇坐在椅子上,一条腿放在另一条腿上面,下面一条腿的足踏在地面,上面一条腿缓缓活动踝关节数次,然后将足背向下伸直,使膝关节踝关节和足背连成一条线,两条腿交替运动,上述动作通过踝关节的活动,可促进血液循环,并增强脚部肌肉力量。

（2）足尖运动：孕妇坐在椅子上,两足踏在地面,足尖尽力上翘,再放下,反复多次,足尖上翘时,脚掌不要离地。通过足尖运动,可促进血液循环,并增强脚部肌肉力量。

（3）抬腿运动：平躺,双腿抬高,贴在墙上约5分钟,双腿与床呈垂直。有助于促进下肢血液循环,避免静脉曲张,并能增强脊椎及臀部肌肉的张力。

（4）伸展腿部运动：平躺,一腿伸直,另一腿稍微向上弯曲,伸直的腿先缩紧脚趾,再缩紧大腿、臀部及肛门肌肉,然后放松,再换另一条腿做同样的动作。有助于解除脚部疲劳,预防腿抽筋及麻痹。

你知道孕期做家务也是运动吗？

事实证明，女性怀孕后，适当做些家务也是一种运动，对孕妇的心理和生理都有很多好处。不仅可以调节神经系统的功能，增加肺活量，促进血液循环，有助于睡眠，而且有利于胎儿生长发育。但由于孕妇在生理上有其特殊性，所以在做家务时，要注意保持身体平衡，动作不要过猛，避免摔跤。应量力而行，避免过度疲劳。在劳动中发生腹痛等异常现象，要立即就诊。

你知道适当地做家务对生理和心理都有好处吗？

孕妇要根据自己的实际情况，做一些力所能及的家务，如做饭、收拾房间等。但是一定要适度，不能太累，不能搬重物及压迫腹部。适当地做家务既能调节身心健康，又能锻炼身体。特别是在怀孕早期，孕妇适当地做些家务劳动，能够改善心、肺、肌肉和骨骼的功能。

你知道孕妇做点家务有利于胎儿发育吗？

有的孕妇被家人过度保护，一点家务都不干，这其实对孕妇没什么好处，孕妇多运动有益于分娩和胎儿生长。首先，运动能促进机体新陈代谢及全身血液循环，有助于消化；其次，运动能增强全身肌肉的力量，提高腰腹盆底肌肉的柔韧性，有利于自然分娩；第三，适当运动能减轻或消除怀孕带来的不适症状，如腰酸背痛、下肢静脉曲张等。

你知道运动时的注意事项吗？

（1）感觉有一些疼痛或者身体劳累时，要立即停止运动。

（2）不可做过多的扭转腹部的运动。

（3）肚子发胀的时候，要立即停止运动。

你知道科学运动有哪些好处吗？

（1）帮助孕妇顺利分娩：孕妇适当运动，可以保持良好的心理状态，也不至于长得太胖。特别是有意识地锻炼腹部、腰部、背部和骨盆的肌肉，可以避免由于妊娠体重增加和重心改变而导致的腰腿疼痛，并有助于减轻临产时的阵痛，促进顺利分娩。

（2）给胎儿补给营养：由于胎儿与母体血脉相连，所以孕妇适当运动会增强母体血液循环，保证胎儿的氧气和营养供给，促进胎儿大脑和身体发育。

你知道孕早期做健美操可以保持匀称的体形吗？

孕妇经常做健美操，能保持匀称的体形和稳定的体重，促进肠蠕动，加速体内新陈代谢，加快废物的排出，在优美旋律的引导下，可以调节情绪，陶冶情操，有效缓解孕期反应，增强肌肉、关节的韧性，为胎儿的顺利分娩做好体力上的准备。

 你知道孕早期做健美体操的注意事项吗？

（1）不可拉伸过度。妊娠早期，胎儿还没稳定，应禁止过度拉伸等动作过大的练习。

（2）感觉疲劳应停止。进行孕期体操的目的之一就是为了调节心情，缓解妊娠不适。若感觉疲劳，就应停止，充分休息。

（3）可以进行夫妻体操。和丈夫进行肢体的接触，会让效果倍增，也能在练习中增进夫妻感情，一举两得。

孕中期运动方式及强度

 你知道孕中期孕妇体操有哪些吗？

（1）骨盆扭转运动：可以加强骨盆关节强度，锻炼腰部肌肉的柔软度。仰卧，左腿伸直，右腿向上屈膝，足后跟贴近臀部，然后，右膝缓缓倒向左腿，使腰扭转。接着，右膝再向外侧缓缓倒下，使右侧大腿贴近床面。如此左右交替练习，每晚临睡时各练习3~5分钟。

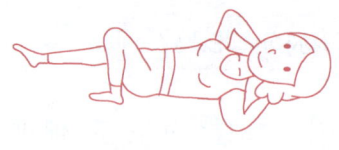

（2）盘腿坐：通过伸展肌肉，可松弛腰关节。早晨起床和临睡时盘腿坐在地板上，两手轻放在两腿上，然后两手用力把膝盖向下推压，持续一呼一吸，即把手放开。如此一压一放，反复练习2~3分钟。

（3）腹式呼吸：平卧，腿稍屈，闭口；用鼻吸气，同时使腹部鼓起，待腹部涨满后再用嘴慢慢呼气，如此反复练习2~3次。练习时双肩放松，注意力要集中在呼气上，时间尽量长一些。

你知道游泳是孕中期首选的有氧运动吗？

游泳时，水可以支持孕妇的体重，帮助孕妇肌肉放松，并减轻关节的负荷，促进血液流通。而且游泳对改善孕妇的情绪，减轻妊娠反应，以及促进对宝宝的神经系统发育都有很大的作用。

你知道孕中期游泳的注意事项吗？

孕妇游泳时应选择浅水池，就算只是在水中随便走走，都会有运动效果。在泳姿选择上，蛙泳、仰泳相对简单，比较适合孕妇，而像跳水、蝶泳、自由泳等动作较为剧烈的泳姿则要避免。游泳时间也不应太长，以运动结束不觉太累为宜。由于孕妇对细菌的抵抗能力较弱，因此水质必须保证达标，否则可能引发妇科炎症。另外，孕妇游泳时要防止被别人在水下踢到肚子。

你知道最佳运动期是什么时候吗？

刚怀孕3个月内，最好不要过度运动。因为此时胚胎尚未牢固地"扎下营盘"，运动过度会导致流产。怀孕7个月后，也不适宜运动量太大，因为此时胎儿已经长得很大了，运动过度也可能导致早产。最佳的运动期为怀孕4~6个月。

你知道最佳的运动时间吗？

如果孕妇生活在城市里，在16：00~19：00空气污染相对严重，孕妇运动或者外出最好要避开这段时间，最佳运动时间应该是14：00~16：00。另外，人体活动受生物钟控制，按生物钟规律来安排运动时间，对健康更有利。冬季健身在14：00~19：00之间比较好。此时，室外温度比较高，人体自身温度也比较高，体力比较充沛，很容易兴奋，比较容易进入运动状态。

你知道运动的频率吗？

孕妇每周应活动3次以上，注意运动量不宜过大，时间也不宜太长，每次运动控制在45分钟之内，有氧运动的时间每次要少于20分钟。

你知道哪些情况不适合运动吗?

如果孕妇有哮喘、心脏病,最好不要强行运动。有以下问题的孕妇以静养为主:① 阴道出血或不规则出血;② 胎盘位置偏低;③ 先兆或习惯性流产;④ 有早产史;⑤ 心脏或肾脏疾病;⑥ 多胞胎;⑦ 前置胎盘;⑧ 有宫缩出现。

你知道哪些情况应该立即停止运动吗?

在运动过程中,出现以下任何症状时,意味着孕妇已经给身体施加了太大的压力,应立即停止运动,求助医生:① 阴道出血或有液体漏出,活动困难、吃力或呼吸不顺;② 心悸或胸部疼痛;③ 头痛、恶心或呕吐;④ 头晕或昏厥;⑤ 突然体温变化,四肢湿冷或过热;⑥ 足踝和小腿肿胀或疼痛;⑦ 胎动减少;⑧ 视力模糊;⑨ 腹部疼痛。

你知道孕妇运动时有哪些注意事项吗?

(1)运动前要排空膀胱,要做热身,运动后要做放松练习。

(2)所有的运动都要舒缓而有节律。开始运动时,运动量最小,最后逐渐增加到最适合自己的量。运动时要连续呼吸,不要屏气。

（3）避免猛力转身和用力过猛，需要坐卧的动作时，请选择在硬床板或软垫上，或者干净的地板上。

（4）运动时要穿宽松、弹性好、吸汗佳的衣裤。避免饭前或饭后1小时内运动。

（5）运动时要保持室内空气流通。运动后出汗，要补充水分。运动的次数由少渐多，时间由短渐长，以不疲劳为宜。

（6）方法应正确，要注意安全，如有不适，应马上停止。运动结束时，至少要休息10分钟，可促进四肢血液回流，增加胎盘血液供给。尽可能和朋友或丈夫一起运动。运动时，心率应小于最大心率。最大心率=（220－年龄）×60%。

你知道运动对妊娠期糖尿病的好处吗？

（1）适量运动有利于控制血糖，保持理想体重，矫治肥胖体形，易减少对胰岛素的抵抗性。通过运动，增加了最大耗氧量，提高胰岛素与细胞受体的结合，并增强了胰岛素兴奋下骨骼肌摄取葡萄糖的敏感性和反应性，降低空腹和餐后胰岛素水平，从而增强其对胰岛素的敏感性。

（2）适当运动有助于改善脂质代谢，增强心肺功能，减少冠状动脉疾病，从而降低心血管疾病的发生。运动能提高骨骼肌脂蛋白酯酶的活性，减少血浆总胆固醇、甘油三酯和低密度、极低密度脂蛋白。通过改善脂质代谢，减少心血管疾病的危险因素，在一定程度上具有防治动脉粥样硬化和冠心病的作用，还可以提高胰岛素在体内的作用，避免或减少各种并发症。

你知道在马路上散步不利于健康吗？

有的孕妇因居住环境限制，就由家人陪伴或自己在马路上散步，殊不知，孕妇在马路上散步不利于健康，由于马路上的车辆川流不息，所排放的尾气中含有致癌致畸物质，会严重影响自身健康。汽车尾气中的一氧化碳与人体血红蛋白的结合能力是氧气的250倍。对人的呼吸、循环系统有着严重的危害。尾气中的氮氧化合物主要是二氧化硫，对人和植物都有极强的毒性，能引起呼吸系统感染和哮喘，使肺功能下降，对孕妇及胎儿的影响更甚。

你知道公园是最理想的运动场所吗？

花草茂盛、绿树成荫的公园是最理想的运动场所，因为公园里空气清新，氧气浓度高，尘土和噪声少。孕妇置于这样的环境中，无疑会身心愉悦。如果周围没有这样的条件，可以选择比较清洁僻静的街道散步。

花草虽好，但要预防过敏性疾病。一些过敏体质的人一闻见花香，就容易过敏，孕妇就更要注意了。平时要少去人多拥挤的公共场所。

你知道运动时的穿衣搭配技巧吗？

在穿着上，孕妇应该以宽松的衣裤和有松紧的腰带相互搭配。孕妇穿着宽松衣裤的主要目的,除了觉得舒适外,最重要的是能更顺畅地排汗,降低体表的温度。

在鞋子方面,孕妇应该挑选宽松的平底鞋,不但穿起来舒服,而且不会有跌倒的危险。为避免脚跟骨损伤,一定要垫好鞋垫。

在胸罩方面,如果孕妇的胸部十分丰满,可以穿调整型或是运动型胸罩。当然,如果运动的时候,觉得乳房很容易被胸罩内衬刺激而感觉不舒服,也可以穿戴尺寸较大的特殊跑步型胸罩,或者在乳头上擦点乳液,以降低衣服对乳头皮肤的刺激。

你知道运动前要及时补水吗?

由于胎儿所产生的热量是通过孕妇的皮肤散发出去的,因此孕妇的体温比正常略高,这种体温的升高会使孕妇在锻炼时对热敏感、易疲劳,甚至脱水。因此,运动前多喝水可预防脱水,运动时会出汗,这样热量就会散发得快,体温就不会升高。当孕妇感到热的时候,就要停止活动,并且大量喝水,每天饮水量不少于2升。喝水要一口一口地喝,多喝几次。

你知道孕妇运动时应随时测量体温吗?

适度的运动能使孕妇精力充沛,帮助顺利分娩和产后快速恢复体力,还可以改善睡眠,减少情绪波动和精神压力。孕妇在运动时和运动后,只要体温保持在38℃以下,就证明活动量没有超标。由于胎儿产生的热量要通过孕妇的皮肤散发出去,故孕妇的体温比正常人高0.3~0.5℃。

 你知道孕妇身体的哪些变化会影响运动能力吗？

孕妇的身体会发生很多变化。要根据自己身体的实际情况，在必要的时候对日常活动习惯做适当的调整和改变。

（1）胎儿和孕妇自身的生理变化，会使孕妇的身体消耗更多的氧和能量。

（2）孕妇的内分泌变化会对支持关节屈伸的韧带造成影响，增大了在运动中受伤的风险。

（3）过多增加的体重，会使孕妇的重心转移，增加关节及背部和骨盆肌肉承受的压力，导致孕妇在运动中更容易失去平衡。

孕晚期运动方式及强度

 你知道孕晚期要慢运动吗？

稍慢的散步加上一些慢动作的健身操是最适合孕晚期的有氧运动方式。这时的运动要为分娩做准备，而且宝宝也逐步成熟，它能让宝宝发育得更健康。比如伸展运动、屈伸双腿、轻轻扭动骨盆、身体向膝盖靠等这些简单的动作都是孕晚期可选择的运动，这会有助于孕妇肌肉的伸展和放松，减轻诸如背痛等问题。

你知道孕晚期运动有哪些注意事项吗?

孕妇在孕晚期一定要特别注意安全,不能过度疲劳,运动尤其以"慢"为主,运动时间最好不要超过15分钟,运动时要注意最好有朋友或家人陪伴,运动量要适度,注意补充水分。孕妇任何时候一旦有疼痛、气急、虚脱、头晕等不适情况发生,必须立刻停止运动,求助医生。

 你知道拉梅兹呼吸法可以降低分娩时的疼痛吗?

拉梅兹分娩呼吸法的基本原理是以俄国当时非常出名的心理预防法为依据,认为人类的大脑能被训练去接受并分析一个给予的刺激,并选择如何反应,也被称为心理预防式的分娩准备法。这种分娩呼吸方法要求从怀孕早期开始一直到分娩,通过对神经肌肉控制、产前体操及呼吸技巧训练的学习,有效地让产妇在分娩时将注意力集中在对自己的呼吸控制上,从而转移疼痛,适度放松肌肉,以达到减轻疼痛,加快产程并让婴儿顺利娩出的目的。

 你知道哪些呼吸运动对分娩有帮助吗?

(1)腹式呼吸运动

方法:平躺,双腿微弯,用鼻子深吸气,使腹部凸起,胸部保持不动，再慢慢用口呼气，并松弛腹部肌肉。早、晚各做10~15次。

益处：当阵痛开始时，腹式呼吸可松弛腹部肌肉，减轻产痛，并能分散注意力。

（2）哈气运动

方法：平躺，腿伸直，张开嘴做浅速呼吸，每秒钟呼吸1次，每遍呼吸10次后休息一下，再继续做。早、晚各做4~5遍。

益处：当胎头娩出时做此运动，可避免因胎儿快速娩出所造成的会阴及产道的严重撕裂伤。

（3）憋气运动

方法：半坐卧的姿势，双手绕过大腿下，将大腿向外伸展，想象此时要将胎儿娩出。深吸一口气，憋住，将下巴贴近胸前，假装用力把横膈向下压，像要解大便的样子。切记，练习时不可真正用力，到了生产时才需真正用力。早、晚各做5~6次。

益处：生产时，以此运动配合子宫收缩，能产生推送胎儿的力量，加速胎儿娩出。

（4）呼吸配合按摩：可在分娩第一阶段子宫收缩越来越频繁的时候与腹式深呼吸同时进行。其方法是，两手放在腹部中间，吸气时，两手向上做半圆状按摩；呼气时，两手向下做半圆状按摩。另外，还有下腹部水平式按摩。吸气时，从下腹中央向左右两边进行按摩，呼气时再往回按摩。

（5）腰部按摩：可在分娩第一阶段腰痛开始时进行，可以减轻腰部疼痛。其方法是，坐位、直立位、半俯卧位或侧卧位膝盖弯曲呈45°左右，两手握拳，手背向上，放在背后，向腰上部及背部方向揉捏，力度以孕妇舒适为宜。

你知道哪些运动是对分娩过程起重要作用的吗？

适当运动可促进孕妇的血液循环，增加心肺的含氧量，调节神经系统功能，从而改善孕妇身体容易疲劳的状态。下面是对分娩过程有重要作用的运动。

（1）下蹲运动：开始时，孕妇可能会感到完全下蹲有些困难，这时可以先扶着椅子练习。面对椅子站好，两腿稍微分开，保持背部挺直，用手扶着并慢慢蹲下。只要觉得舒服，这种姿势要尽量保持得长久一些。

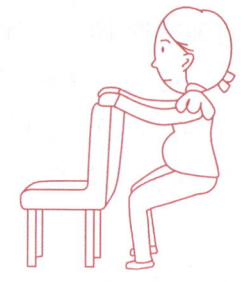

如果感到两脚底完全放平有困难，可以在脚跟下面垫一些比较柔软的物品。起来时，动作要缓慢一些。练习这个动作，可使骨盆关节灵活，增强背部及大腿肌肉的力量和会阴的皮肤弹性，有利于顺利分娩。

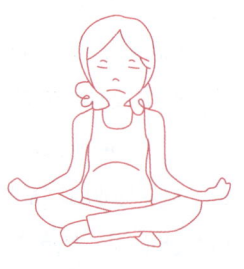

（2）盘腿坐练习：保持背部挺直坐下，两腿弯曲、脚掌相对，尽量靠近身体。抓住脚踝，用两肘分别向外压迫大腿的内侧，使其伸展。这种姿势每次保持20秒。重复数次。

如果感到盘腿有困难，可以在大腿两侧各放一个垫子，或者背靠墙坐，但要尽量保持背部挺直。也可以两腿交叉坐，这种姿势，也许会感到很舒服。但是注意要不时地更换两腿的前后位置。这个动作可以锻炼背部肌肉，使大腿及骨盆更加灵活，并且能改善身体下半部的血液循环，使两腿在分娩时能很好地分开。

（3）上下摇摆骨盆：用双手和双膝支撑身体，头和躯干在同一水平线上。收腹,保持该姿势数秒钟,同时轻轻摇摆背部。然后,放松腹部和背部,尽量保持背部水平,重复上述动作。该动作可以增强腰部肌肉的力量,帮助减轻分娩时的背痛。

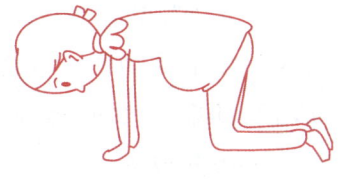

(4)墙面滑行:背靠墙站立,两脚分开与肩同宽,慢慢靠墙下滑至坐姿。保持该姿势数秒,然后再上滑至站姿。该动作反复进行10次,有助于打开骨盆,给胎儿更大的空间进入产道。

为了减轻膝盖的压力,可以在后背放个小球,以减少滑行过程中的阻力。也可以不靠墙来完成该动作,同样需要保持后背笔直,两脚分开同肩宽。

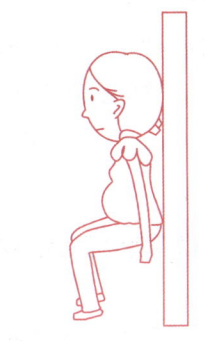

(5)骨盆底的肌肉锻炼:支撑肠、膀胱以及子宫的骨盆底肌肉,怀孕后变得柔软且有弹性。由于胎儿的重量,孕妇会感到沉重且不舒服。到了孕晚期,甚至可能会出现尿失禁。为了避免发生这些问题,应该经常锻炼盆底肌肉。仰卧、两膝弯曲、双脚平放,好像要控制排尿那样用力地收紧盆底肌肉,然后停顿片刻,再重复收紧。重复10次。

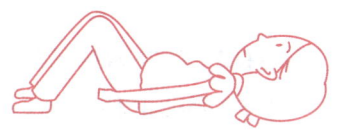

(6)肩绕环:怀孕期间,孕妇的

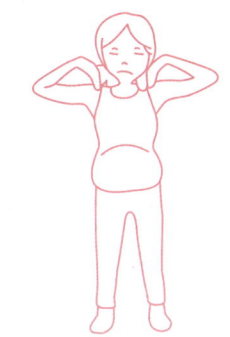

肩膀和上背部都会变得僵硬。为了使僵硬的肩膀放松，孕妇可以做这个简单的动作。双臂向体侧伸开，双手轻轻地搭在肩膀上方，轻缓地让双肘向前、向后、向上、向下做绕环运动。慢慢地重复肘部绕环10次。

（7）肩胛部与肘关节的运动：盘腿而坐，肘部弯曲，手指扶在肩上，两上臂保持一条直线，然后将手指向外伸展，再放松肘关节。此运动不但可以减轻背痛，还能强壮胸部及乳房的肌肉。此动作在怀孕的任何阶段都可以做。

你知道做孕晚期体操的注意事项吗？

（1）逐渐适应体操运动。不可以勉强自己，要从自己能做的运动开始，逐渐让身体习惯。

（2）每天10次为限。无论哪节操，以每天10次为限，不要太苛求自己，要根据自己的身体情况适当调整练习的次数。

（3）腹胀时停止练习。与其集中在1天做，不如每天做一点，效果比较好。

家庭护理方法

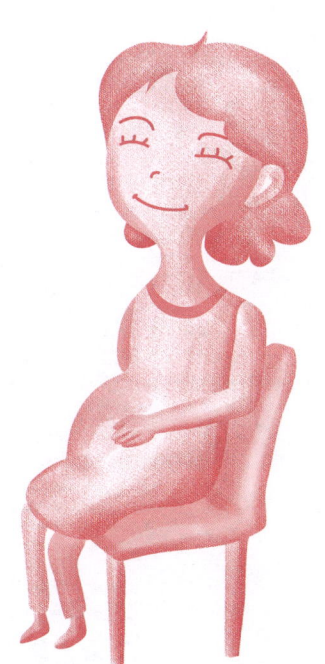

孕前保健与护理

你知道受孕需要具备哪些生理条件吗？

（1）卵子与排卵：卵子是女性的生殖细胞，由卵巢的原始卵母细胞发育而成。女性青春期发育后，每个月经周期中会由一侧的卵巢排出1个成熟的卵子。排卵通常发生在下次月经来潮前的14天，由左右两侧卵巢轮流排卵。排出的卵子，经输卵管伞部进入输卵管内，在48小时内等待与精子相遇、结合。若卵子排出后在48~72小时由于多种原因不能形成受精卵，则自然死亡。

（2）精子和受精：精子是男性的生殖细胞，在睾丸的曲细精管内产生，形如蝌蚪，成熟后即移行。男性青春期发育后，睾丸便拥有持续不断的生精能力，正常的男性每次排精量为2~5毫升，每毫升精液中含精子6 000万~15 000万个，精子可在男性体内存活3~4周。性交时从附睾排出，和精囊、前列腺所分泌的液体混合组成精液而射出尿道口，可在女性生殖道内存活1~3天。男性于40岁后生精能力减弱，但个别70余岁仍具有生精能力。

（3）受精和着床：精子进入女性阴道后，通过阴道、子宫颈和子宫达输卵管，只有1个精子在输卵管内优先与等待着的卵子结合完成受精。受精卵是新生命的开始，通过输卵管壁纤毛活动和肌肉收缩，逐渐向子宫腔方向移动。

受精卵在输卵管内移行并开始分裂，3~5天到达宫腔，进入宫腔后分泌1种蛋白酶，可溶解、侵蚀子宫内膜而植入，这个过程称为着床，在受精后7~8天完成。

你知道最佳生育年龄是几岁吗？

女性24~30岁、男性25~35岁是公认的最佳生育年龄。从生理上来说，这个阶段的男性、女性生殖器官发育比较完善，能提供健康的精子和卵子，并容易结合。从心理上来说，该阶段的男性、女性身心发育较为成熟，精力充沛，具有一定的工作、生活经验和经济基础，并具有相应的知识储备，能胜任妊娠、分娩、抚养的任务。

当然最佳年龄的选择还是因人而异的，应同时兼顾夫妻双方的健康、生理、心理的情况来决定。

你知道何时为最佳受孕时机吗？

最佳受孕时机即是所谓的危险期，也是排卵期，女性在排卵前后一段时间内有性生活，怀孕的可能性较大。

排卵多发生在下次月经来潮前14日左右，卵子可由两侧卵巢轮流排出，也可由一侧卵巢连续排出。受精发生在排卵后12小时内，整个受精过程约需24小时。

你知道如何推算排卵期吗？

（1）日期推算法：从下次月经来潮的第1天算起，倒数14天，或从本次月经第1天向后推算。如果月经周期规则，则以此方法

推算排卵期是最为方便的,对于月经不规则的女性,此方法误差较大。

（2）宫颈黏液观察法：临近排卵时宫颈黏液量明显增加,阴道分泌物较清澈透明,黏性较好,呈有弹性的蛋清状,可拉长丝而不断,味道较浓。出现这种黏液的最后1天称为"高峰日",其前后48小时之间会发生排卵。此法适用于所有育龄女性（无论月经是否规则）。

（3）基础体温测量法：卵巢正常排卵的女性在月经周期中基础体温呈双相型,排卵前基础体温较低,36.5℃左右,为低温相,排卵后因孕激素的影响,体温上升0.3~0.5℃,为高温相,一直维持至下次月经来潮前。基础体温是指人体处于完全休息状态时的体温。

测量方法：每天先将体温计水银柱甩到35℃以下并放在床旁便于拿取的位置,在清晨刚睡醒后即刻测量,不做任何活动,不能饮水、进食,体温表放在舌下,测5分钟,记录每天测量的结果,并连成曲线。平均体温升高的前1天即为排卵期。

（4）B超检测法：是最直观的观察卵泡发育的检测手段,除了能准确检测排卵时间以外,还能发现异常发育的卵泡和观测子宫内膜增殖情况。

你知道如何推算预产期吗？

确定末次月经的时间,以末次月经第1天为准。末次月经月份上加9或减3,日子加7。如果用农历计算,月的计算方法相同,日子上改为加15。

如果月经周期不规则,可以通过出现早孕症状的时间、B超监测提示的胚胎或胎儿大小、妇科检查提示的子宫大小,以及胎动出现的时间等多种途径推算预产期。

你知道乙肝病毒携带者可以怀孕吗?

乙肝病毒携带者在怀孕前如果肝功能完全正常,可以怀孕。

一般判断是否为乙肝病毒携带者最重要的指标是"乙肝二对半"检查,它们是表面抗原、表面抗体、E抗原、E抗体、核心抗体。其中表面抗原、E抗原和核心抗体阳性被称为"大三阳",表面抗原、E抗体、核心抗体阳性称为"小三阳"。待新生儿出生时,按照计划采取免疫措施,进行乙肝免疫阻断即可。

你知道何时该做早孕检查吗?

准备怀孕的夫妇一般在计划受孕前的3~6个月要通过医学咨询和检查及早评估健康状况,及早发现不宜妊娠或者暂缓妊娠的情况,并及时诊治。

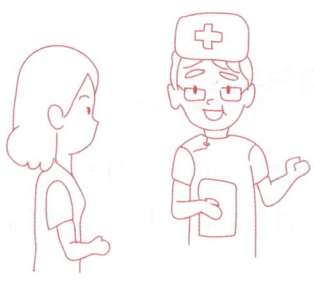

家 庭 护 理 方 法

  你知道孕前检查的基本内容有哪些吗?

（1）问诊内容

1）本人的基本情况：月经史（初潮年龄、月经周期、经期、经量、伴随症状、末次月经等），以往妊娠分娩史，主要疾病及手术史、过敏史。

2）夫妻双方的家族健康状况和遗传疾病的病史。

3）夫妻双方的生活和工作环境中有无接触有毒有害物质。

4）夫妻双方有无血缘关系。

（2）检查内容

1）夫妻双方需共同检查的项目有：一般内外科的全身体格检查，心电图，常规辅助检查包括血常规、尿常规、肝肾功能、甲状腺功能、空腹血糖、血脂、肝炎病毒、梅毒的筛查。

2）女方的检查：妇科专项检查（妇科检查、阴道分泌物检查、宫颈刮片、妇科超声检查等），优生相关检查（弓形体、风疹病毒等），口腔及乳腺科检查等。

3）男方检查：男性专科体格检查和精液检查等。

4）根据自身健康情况做特殊病史的相关医学检查。

你知道孕前检查的注意事项有哪些吗?

（1）确认孕前检查的医院的就诊时间及内容。

（2）在体检前1天饮食清淡，尽量限制高脂、高蛋白的摄入，不要饮酒，防止使用对肝肾功能有影响的药物等。

（3）如果做空腹抽血及肝、胆、胰B超检查的时候一定要空腹。需在检查前1天晚上12点以后，完全禁食禁水。如果是做膀胱、前列腺、子宫、附件B超时，需要憋尿，如无尿，还要饮水至膀胱充盈。

（4）当做X线检查时，建议穿棉布内衣，不要穿带有金属纽扣的衣服、文胸，请摘去项链、手机、钢笔、钥匙等金属物品。怀孕及有可能怀孕的女性，请先告知医务人员，慎做X光检查。

（5）女性在做孕前检查时一定要避开月经期。

你知道家里养宠物的在怀孕前需要做哪些检查吗？

家里养宠物的女性在怀孕前要做TORCH检查，防止弓形虫感染。每年都要给家中的宠物驱虫，注射疫苗，经常给宠物洗澡，保持宠物卫生。不要给宠物喂生食或让宠物在外面捕食，也不能和宠物太过亲密，防止被宠物咬伤或抓伤，抚摸宠物后一定要洗手。对于宠物的粪便，最好每天清理1次，应避免用手直接触碰宠物的粪便。

你知道什么是TORCH检查吗？

TORCH检查分别代表的含义是：T—弓形虫，O—梅毒螺旋体等其他病原体，R—风疹病毒，C—巨细胞病毒，H—单纯疱疹病毒。通过TORCH检查，可检查是否感染了这些可能引起胎儿畸形的病毒。如果真的感染了，要先治疗好了再怀孕，这样才有利于胎儿的健康。

孕早期保健与护理

你知道怀孕最早出现的症状吗?

（1）怀孕症状首先是停经，月经周期正常，且有正常性生活的女性，月经过期10天或以上，是提示可能妊娠的信号。还可能出现呕吐、乏力、嗜睡、尿频等早孕症状。

（2）体征：阴道黏膜及宫颈充血、水肿、变软，宫颈黏液量少、质稠，子宫增大。

你知道如何通过验孕棒来判断早孕吗?

在正规药店或有资质的商店购买验孕棒，注意其有效期，避免受潮。用验孕棒测试晨尿，测试后5分钟以内看结果，如果是1条红线，证明没有怀孕，如果是2条红线，颜色一样深的话，说明是怀孕了，如果是1深1浅，说明有怀孕的可能，还需要间隔2天以后再测试，直到测试出2条颜色一样深的红线为止。必要时建议你到医院做妊娠试验检查以确诊。

你知道孕吐产生的原因吗?

出现孕吐症状是有个体差异的，一般停经6周后常在早晨出现恶心、呕吐现象,12周后自然恢复,偶有延至妊娠中晚期者。其原因是体内绒毛膜促性腺激素（hCG）增多导致孕妇嗅觉和对气味的敏感度提高,且胃酸分泌减少及胃排空时间延长,导致头晕乏力,食欲不振,喜酸食物或厌恶油腻,恶心,晨起呕吐等一系列反应,统称为早孕反应。这些症状一般不需特殊处理,妊娠12周后随着体内hCG水平的下降,症状多自然消失,一般不会引起营养不良的问题,如整个孕期都没有妊娠反应,这也是正常现象。

你知道孕期尿频的原因吗?

孕早期子宫逐渐增大,压迫膀胱可以引起尿频,为正常现象。

你知道孕早期体重增长多少算正常吗?

在早孕期有些孕妇因早孕反应,体重不一定明显增加,为适应胎儿生长发育的需要和母体内各系统的变化,平均孕早期体重增长0.5~2公斤。

你知道孕期乳房会发生怎样的变化吗?

由于激素的作用,乳腺出现增生,初产妇会特别明显地感觉到乳房轻度胀痛,乳房逐渐增大,这是乳房的第2次发育,即为泌乳做好准备。

阴道分泌物增多正常吗?

怀孕后由于激素分泌增加,一般会出现白带增多,且黏稠。但如有异味或瘙痒的情况,建议让医生对阴道分泌物进行检查、诊断,及时治疗。

孕妇牙龈出血怎么办?

怀孕期间,由于内分泌变化导致原本正常的牙龈组织发生病理性改变,体内激素水平变化可能导致抵抗力减弱。如经常牙龈出血的孕妇,建议首先检查是否有血小板减少的可能?是否有缺乏维生素C及维生素K的可能?是否有肝功能异常的可能?是否有牙结石和牙周炎的可能?

孕妇应用软毛牙刷早、晚正确刷牙,保持口腔清洁;少吃油腻辛辣食物,多吃蔬菜、水果;一般每隔3个月对牙齿进行定期检查,如有口腔疾病及时就诊。

你知道孕妇手指、腿部发麻该如何改善症状吗?

长时间保持一种体位,容易压迫神经。经常改变姿势,适当增加活动,摄入一定的钙,必要时补充维生素B_1,可以改善此类麻木。

怀孕初期出现腹痛怎么办？

子宫在增大的时候腹部偶有胀感是子宫被胎儿撑大的信号，如果孕期腹部一阵阵疼痛，排除饮食不洁或胃部疾病，应引起重视，切勿过度劳累，如伴随少量阴道流血、腹痛则可能是先兆流产或宫外孕的症状。

出现阴道流血和腹痛症状需及时去医院就诊，排除宫外孕，在胚胎正常的情况下，针对原因进行保胎，如因劳累引起则强调休息，如孕酮水平偏低，可以通过补充黄体酮或者绒毛膜促性腺激素等措施治疗。

孕期出现先兆流产该"流"还是"留"？

生命的孕育本来就是个优胜劣汰的过程，当受精卵或胚胎发育异常时，会发生流产，自然淘汰。因此，面对先兆流产科学的态度是：不轻易放弃小生命，但对于胚胎质量差、发育异常的情况也不能盲目坚持保胎，此时应遵从医生的建议。

你知道孕妇为什么要检验血型吗？

孕期院方会要求孕妇查血型。一是为输血做准备。在一些病理情况下，如妊娠早期的流产、宫外孕等；妊娠中晚期的前置胎盘、胎盘早剥等；分娩过程中的阴道大出血等，都有可能使孕

产妇因失血过多而危及生命。尤其是Rh阴性血源比较短缺，而提前做好血型鉴定，有助于准备血源。二是便于及时发现新生儿溶血症。这是一种由于母婴血型不合引起的血型抗原免疫所致的溶血性疾病。在我国，最多见的原因是母婴ABO血型不合，其次是母婴Rh血型不合。90%以上的新生儿ABO溶血症，发生在母亲为O型血，父亲是A型、B型或AB型血者。这可能与母亲在受到A型或B型抗原物质刺激后，产生的免疫性抗体效价较高有关。这种免疫性抗体能通过胎盘进入胎儿体内，导致新生儿溶血。Rh血型不合引起的新生儿溶血症，母亲为Rh阴性、父亲Rh阳性。因此，及早做血型检查，可以对O型或Rh阴性的孕妇，做好孕期中的母婴监测，及早发现新生儿溶血症的发生。

你知道早期唐氏筛查的时间吗？

唐氏筛查是一种通过抽取孕妇血，检测母体血清中甲胎蛋白、绒毛促性腺激素和游离雌三醇的浓度，并结合孕妇的预产期、体重、年龄和采血时的孕周等，计算出先天缺陷胎儿的危险系数的检测方法。

一般进行筛查的最佳时间是怀孕的第$11\sim13^{6/7}$周，称之为孕早期筛查，错过该时间段则需进入孕中期唐氏筛查16~20周。一般抽血后1周内孕妇即可拿到筛查结果，如结果为高危也不必惊慌，因为还要进一步通过绒毛活检（早期）、羊水穿刺和胎儿染色体检查（中期）才能明确诊断。

你知道为什么要做唐氏筛查吗？

唐氏综合征是人类常见的一种染色体病，由于唐氏患儿智力严重低下，生活完全不能自理，几乎所有的发达国家对孕妇都会进行唐氏筛查。数据表明，80%的唐氏综合征发生在35岁以上的孕妇当中。每位孕妇都有可能怀上唐氏综合征的胎儿，而唐氏血清筛查是检查唐氏儿很有效的方法。

你知道孕妇定期化验尿蛋白的重要性吗？

孕妇在医院复诊时常规化验1次尿蛋白，并测量血压，检查有无水肿等。孕妇若出现了蛋白尿，可能由于血压升高后全身小动脉收缩与痉挛，肾小动脉也收缩与痉挛，导致肾脏缺血缺氧，引起肾小球基底膜通透性增高，肾小管重吸收功能不全，所以蛋白质在尿中增多，多数情况下，蛋白尿出现在高血压之后，孕妇一旦发生蛋白尿，则说明可能患有妊娠期高血压疾病。

你知道B超对胎儿有影响吗？

通过B超可监测胎儿的生长发育，降低畸形儿和有缺陷儿的出生率，所以在医生指导下进行孕期B超检查是很有必要的。由于超声诊断对人体损伤小，可以重复检查。声波在人体组织传播时，可将声能变为热能，有一定生物学效应。目前，国内诊断用

的超声仪器功率小于安全阈值,对胚胎基本安全,不必过于担心。一般情况下孕期需做3~4次B超检查,但如果孕期出现腹痛、阴道流血、胎动频繁或减少等异常及胎位不清,还需根据医生检查情况酌情增加B超检查的次数。

孕早期可以做X线检查吗?

X线的波长短、能量高,属于电磁波的一种。育龄妇女在备孕阶段不宜做X线检查。这是因为育龄妇女可能正处于排卵阶段,同时也可能已是怀孕初期,如果此时接受X线照射检查,可使其卵细胞或受精卵受到损伤甚至死亡。妊娠最初15~56天,胚胎的器官正处于高度分化和形成中,此时做X线检查容易引起胚胎畸形。因此,在最初妊娠的2个月里禁止做下腹X线检查,即使妊娠后期,也应尽量避免。

你知道孕妇该如何选择护肤品吗?

孕妇怀孕时由于内分泌的原因导致皮肤粗糙、暗黄,如雌激素会抑制油脂分泌,使皮肤发干,加重色斑沉着。建议使用孕妇专用的护肤用品,功能明确(保湿),刺激性小,不添加激素,孕5个月以后皮肤自然会变得红润有光泽,孕妇在平时不要晒太多的太阳,不要吃酸辣等刺激性的食物,以免长色斑和痤疮。

市面上绝大部分美白护肤产品都含有铅、汞等成分,可危害胎儿成长,建议慎用美白产品,尤其要避免使用含铅、汞量高的美白产品。

孕妇夏季该如何护肤呢?

孕妇夏季护肤以防晒为主。紫外线最易穿透皮肤表层,且孕期受激素影响,孕妇易造成黑色素沉积,更容易晒黑,甚至长出黑斑或孕斑。大部分孕妇在分娩之后,激素水平会慢慢地恢复原状,而肤质及肤色也可复原,但是大约30%的产妇还是无法恢复。所以,孕妇更要注重防晒,可选涂一些防晒值不超过15的防晒保湿乳液。皮肤需要保持在健康的状况下,才能有效抵御日光的伤害。

孕妇该如何应对皮肤干燥?

在环境上,室内可使用加湿器增加湿度,洗手后及时使用护手霜。皮肤干燥的人洗澡时不要用太热的水(热水会将皮肤上的天然油分洗掉),最好用温水。不要使用香皂(香皂一般呈碱性,易使皮肤表层的酸碱度失衡),最好用滋润的浴液,洗澡后涂抹含有保湿成分的润肤乳。冬季洗澡不要太勤,1周1次即可。此外,还要养成良好的生活习惯,保持心情舒畅,起居有节,少熬夜。

孕妇该如何应对皮肤油腻吗?

怀孕期间由于油脂分泌旺盛,皮肤表面油脂过多,容易沾上

污染物质。所以油性皮肤的孕妇除了日常的清洁外，每周最好额外进行2次深层清洁，可选用性质比较温和的深层洁面霜，以清除肌肤上老化的细胞、杂质和过多的分泌物，同时选用能够平衡油脂分泌的护肤品，控制油脂的过多分泌。

孕妇可以戴隐形眼镜吗？

人的角膜含有70%的水分，越到怀孕后期，眼睛的角膜组织水肿越厉害，角膜的厚度越增加，如果此时孕妇戴隐形眼镜，角膜无法接触空气，就容易引起角膜缺氧；另外，孕期眼睛中的泪液分泌量比平常少，角膜弧度发生变化，容易出现角膜受损。所以，孕期最好不要戴接触镜。

你知道孕妇可以做指甲彩绘吗？

正常人都应避免长期涂抹指甲油，孕妇更不宜使用。指甲油中都含有化学溶剂，部分甚至含有有毒成分，频繁使用指甲油，可能对身体造成伤害。可黏上甲片或彩绘指甲贴，使得健康与美丽并存。

你知道孕妇可以染头发吗？

目前暂无烫发药剂对胎儿影响的报道，但效力较持久的染发剂，使用后可能引起皮肤炎、接触性荨麻疹、头皮发炎、掉发等过敏反应。如果想染成浅色或金色头发，需要用双氧水脱色，国外研究发现，使用含双氧水的染发剂有致畸胎的可能。所以孕期尽量减少染发次数或不染发。

你知道孕妇可以穿高跟鞋吗？

怀孕期间尽可能穿平底舒适的鞋子，怀孕末期随着子宫快速长大，孕妇整个人的重心会往前移，致使腰背肌肉必须保持一定的张力，使上半身保持一个往后仰的姿势，也因此容易造成肩膀、腰、背的酸痛，甚至会牵扯到肩膀附近的神经，造成手部的酸麻无力。因此，孕妇不宜穿高跟鞋，以减轻脊椎的压力。且穿高跟鞋容易扭伤摔倒，这样可能影响胎儿的健康，导致流产。

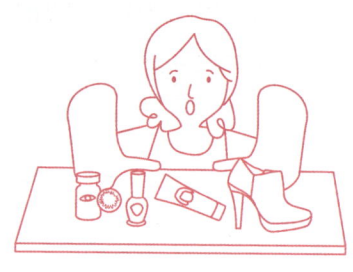

孕妇带乳罩可防止乳房下垂吗？

怀孕期间乳房发生了第2次发育，建议佩戴合适舒适的乳罩，大小应随乳房的变化随时更换。如尺寸过小会使乳房内血流不畅，导致乳房发育不良，而如果没有乳罩的固定和支持，那么乳房就会因重力作用而下垂。这样，乳房上半部的腺体会因受到牵拉而发育不良，下半部则受压迫而造成腺管扭曲、腺泡变小。乳房的下垂还会引起淋巴和静脉血回流受阻，导致乳汁分泌不畅。

 你知道孕妇需要用托腹带吗？

一般情况下是不需要的，个别有生育史的孕妇，到了分娩期腹壁非常松弛，成为悬垂腹；多胞胎、胎儿过大，站立时腹壁下垂比较严重的孕妇；连接骨盆的各条韧带发生松弛性疼痛的孕妇，托腹带可对背部起到支撑作用。

用托腹带的注意事项：

（1）托腹带不可包得过紧，否则会影响胎儿发育，休息睡觉时应解开。

（2）从下腹部微微倾斜的部位托起增大的腹部，从而阻止子宫下垂，保护胎位，并能减轻腰部的压力。

（3）应选购可随腹部的增大而调整、透气性强的托腹带。

 你知道孕妇正确的行动姿势吗？

行走：孕期随着腹围的增加，腹部会有明显下坠感，胎儿越长越大，压迫骨盆和腿部神经，导致行走困难，走路就会不舒服。许多孕妇担心经常走路会加重不适，其实不必担心，经常散步，对孕妇很有益，可以预防静脉曲张。但是切忌行走的时间过长，导致劳累。走路的姿势要注意保持身体挺直，双肩放松。

站立：孕妇站立的时候尽量避免仰头，确保耳朵与肩膀在一条直线上，注意保持骨盆倾斜，避免以同一个姿势站很长时间。

站的时候不要超过半个小时。

坐姿：孕妇坐时应选择高度合适的凳子，确保膝盖与臀部保持水平。坐时不要交叉双腿避免血液循环不畅。

俯身弯腰：为了减少脊椎的压力，孕妇应尽量避免俯身弯腰的动作。如果非得弯腰的话，那么孕妇就要慢慢地让身体轻轻向前，然后记得先要把膝盖弯下来，才可以弯腰。

你知道孕妇洗澡的注意事项有哪些吗？

孕妇在怀孕早期洗澡时，室温不宜过高，以皮肤不感到凉为宜。水最好温热，一般来说应在38℃以下。有的女性为了皮肤保健，在淋浴时会冷热水交替使用，这种方法对孕妇来说很容易影响子宫和胎儿，不宜采取。如果去公共浴室洗澡，尽量在人较少时去洗，时间最好控制在10~20分钟。

你知道孕妇能泡温泉吗？

温泉泡澡的确可以放松疲惫紧绷的肌肉，促进下肢的血液循环，减轻浮肿现象，并可改善背部疼痛。但在孕早期应尽量避免泡温泉，如果有流产的不适现象更应避免。

泡温泉时应注意水质是否洁净，水温不宜超过40℃，且浸泡的时间不宜过久。适时地补充水分，以免因流汗过多而导致脱水。在泡澡当中如感到任何不适，如胸闷、心悸或呼吸不畅，一定要马上停止。

家庭护理方法

孕妇用哪类梳子梳头比较好?

梳头对头皮有清洁和按摩的作用,梳头时可同时按摩头部皮肤,有利于促进脑部的血液循环。孕妇宜用木梳梳头,不要使用塑料的梳子梳头,因为塑料的梳子容易与头发摩擦产生静电而扯断头发。

你知道孕妇坐车要注意什么问题吗?

孕妇宜选择安全的出行工具,如选择出租车或家用车,上车必须带好安全带,避免司机突然刹车导致身体前倾对胎儿造成伤害。坐车时尽量选择自己坐得舒服的方式。

如选择公交车或地铁为出行工具,出行时应避免人多拥挤的高峰时段,公交车要等车停稳后,扶好车门、脚站稳了再上车,尽量选择靠窗户通风的座位。

出行时避免带过重、过多的随身物品,坐车时间不宜过久,车程不宜过长。

你知道孕妇能乘飞机吗?

每个航空公司对每个人的医疗保险有不同的规定。在做旅途安排前要先问清楚。有些航空公司只要有医生证明,在怀孕4~8个月时允许乘坐飞机,但如果没有医生证明,航空公司有权拒绝你搭机。建议怀孕36周以上的孕妇不要乘坐飞机。因为在医护人员及医疗设备不足的情况下，飞机上分娩很危险。

你知道孕妇能骑自行车吗？

只要不是长时间骑自行车，是没有影响的。但是存在不利因素：一是随着妊娠月份增大，身体不灵活，上下车不方便；其二，如果在交通拥挤、秩序混乱、道路条件较差的地方骑车，因身子不灵活，容易出交通事故，导致流产。

你知道孕期能用手机吗？

手机的天线能接发强有力的微波，所产生的能量有60％能被人脑组织所吸收，大脑、眼睛、生殖系统是人体对微波辐射最敏感的部位，严重时可引起内分泌紊乱，孕妇可以用手机，但尽量不要长时间接打电话，要减少使用次数。

你知道孕妇能使用电脑吗？

电脑所产生的辐射量远远低于国际所规定的标准，故对成人不构成威胁。但研究发现，每周在电脑前工作20小时以上的孕妇，比一般孕妇的流产率要高2倍。怀孕最初的3个月之内，胎儿正处于细胞分裂、器官分化的敏感期，应避免从事电脑作业，每日净作业时间不应超过5小时，在操作时，要注意做好防护措施

家庭护理方法

（如穿防护服），人体与电脑要保持一定的距离，避免发生生殖功能及胚胎发育异常。

你知道孕妇应远离微波炉吗？

微波炉的电磁辐射强度是其他家电的几倍。如果受到过量的微波炉电磁辐射，会产生头昏、睡眠障碍、记忆力减退、心动过缓、血压下降等现象。更重要的是，高强度的微波可致胎儿畸形、流产或死胎等严重后果。所以孕妇应远离微波炉，如必须使用，开启微波炉后立即退后1米左右，微波炉工作时，不要同微波炉在同一个房间；微波炉停止工作一段时间后，再开启微波炉；经常用微波炉烹煮食物最好穿屏蔽围裙或防护衣。

你知道打印机辐射有多大吗？

激光打印机对人体危害很小。在使用激光打印机的时候，要选用原装耗材，还要经常清洁打印机内部。激光打印机在工作状态下，会产生轻微的灰尘，最好把打印机放在距离人1米远的地方。

你知道孕妇能进行足部按摩吗？

足部神经异常丰富，足疗可以促进血液循环，但某些穴位也可致使流产的发生，需慎重。

你知道孕妇如何健康睡眠吗?

孕妇睡眠时间不要低于8小时,保持良好的情绪进入睡眠,使体力得到增加,中午有条件可以午睡2小时,注意在睡眠之前的两个小时内尽量不要吃过多的食物,以免消化不良。饮食方面应多吃一些海带和紫菜,绿色蔬菜,在睡前可以喝些牛奶,可以缓解头痛,尽快地进入睡眠,对睡眠质量也有一定的保证。

你知道孕妇居室里可以种植花卉植物吗?

孕妇家中宜种植合适的花卉,如玫瑰、桂花等植物散发的香味对结核杆菌、肺炎球菌、葡萄球菌的生长繁殖具有明显的抑制作用;龟背竹是天然的清道夫,可以清除空气中的有害物质;丁香、茉莉、玫瑰、紫罗兰、薄荷等可使人放松、精神愉快,有利于睡眠,还能提高工作效率。

你知道孕妇居室里最好不要铺地毯吗?

孕妇居室不宜铺地毯。地毯中有大量螨虫,而螨虫所排泄的小颗粒物质极容易被孕妇吸入而发生过敏性哮喘;地毯对防腐剂吸附力特别大,同时也会吸附人们从室外带入的铅、镉等致胚胎发育畸形的有毒物质;地毯中暗藏的细碎颗粒比光地板高100多倍,且地毯越厚,含藏量越大;为了确保孕妇有一个符合妊娠期

家庭护理方法

卫生保健的环境,室内的地毯应暂时拿掉。

你知道孕妇能睡电热毯吗?

建议孕妇冬天尽量避免使用电热毯,电热毯虽然电流小,但整晚持续的热能,对胎儿的健康形成威胁。如果必须使用电热毯,应该先将电热毯预热半小时,待临睡前关闭开关,拔掉电源插头。

你知道孕妇夏日须防空调病吗?

孕妇应注意室内与室外温差不宜过大,人体自身具有很好的温度调节功能,但若长期待在空调环境中,由于室内外温差大,骤冷骤热反差太厉害,使人体调节功能紊乱。不少人还会出现鼻塞、流鼻涕、打喷嚏、咽干、咽痛等症状。由于开空调通常要关门关窗,恒温状态助长尘螨的繁殖,空气不流通又会促使室内灰尘、尘螨的浓度升高。空调本身还是细菌、病毒的"储蓄罐",一开空调,这些潜伏已久的细菌、病毒就有可能飘散到房间四处,孕妇容易染病。如果是对尘螨过敏的孕妇,在空调环境中病情也会更易发作或加重。

你知道怀孕初期应避免性交吗?

怀孕最初的三个月如果进行性交,容易使孕妇发生流产。因为性交时可使妊娠子宫痉挛性收缩,从而诱发流产。所以,在怀孕初期应避免性交。

孕中期保健与护理

你知道大排畸的检查项目有哪些吗？

"大排畸"一般是在孕20~24周，通过做B超，观察胎儿发育是不是有严重畸形，进而来排除畸形。

常规项目：胎位、双顶径、枕额径、腹径、股骨长度、肱骨长度、羊水、胎动、胎心率、胎盘位置、胎盘厚度、胎盘分级、胎盘下缘情况。

大排畸九项筛查：小脑，上唇，胃泡，心脏四腔，双肾，膀胱，胫、腓、尺、桡骨，脊柱，腹壁。

你知道大排畸检查的注意事项有哪些吗？

（1）提前预约，选择最佳时间。彩超排畸时间在孕20~24周最合适，此孕周范围内胎儿大小适中，超声显影较清晰，此时检查可排除大部分畸形。因此，孕妇需要提前到医院预约，以免错过时间，孕周太小或太大均不适合胎儿畸形检测。但根据孕妇的实际检查时间可能会有所差别。

（2）排畸检查不需要做空腹、憋尿的准备。只要怀孕女性在彩超检查的时间内到正规的医院进行检查，就可以进行胎儿的畸形排查。在做排畸彩超之前半小时，孕妇可以吃点东西，喝点水，

家庭护理方法

这样可以增加胎动。

你知道什么叫糖耐量检查吗?

一些女性在孕期会出现一种糖尿病的状况,称为妊娠期糖尿病。这与其他类型的糖尿病不同,通常会在宝宝出生以后恢复正常。妊娠期糖尿病是由于胰腺不能产生足够的胰岛素造成的。在孕中期宝宝需要的能量增加,孕妇必须产生额外的胰岛素,来满足胎儿需要。如果孕妇的身体跟不上这种变化,就可能患上妊娠期糖尿病。所以孕24~28周需要做糖耐量检查。

你知道如何做葡萄糖耐量检查吗?

检查前一天晚上10点后禁食,保证在检测前空腹8小时。在第二天早上先抽空腹血,第一次空腹时的血液样本被用来检测孕妇血液中的含糖水平,称为基础测试。然后把医院准备好的75克葡萄糖泡在300毫升的温水中,5分钟之内全部喝下,喝完葡萄糖水后一小时再抽第二次血,再过一小时抽第三次血,在三次抽血未结束前,除了第一次抽血后喝葡萄糖水外,不能再喝水和进食。

你知道妊娠期糖尿病的高危人群有哪些吗?

妊娠期糖尿病(GDM)的高危人群包括:糖尿病家族史、多次尿糖阳性、年龄大于30岁、巨大儿或畸形儿分娩史、本次妊娠胎儿偏大或羊水过多等。GDM患者孕期空腹血糖明显异常,产后应尽早复查。复查空腹血糖正常者,每3年也需检查一次血糖。

怀孕中期如何预防腰酸背痛呢?

怀孕期间因为荷尔蒙分泌量的变化会导致关节变松,随胎儿的成长,孕妇的重心改变,加重腰椎、尾椎的负担,从而出现腰酸背痛的现象。

建议孕妇避免久站,站立时重心向后移,平躺时可在膝下垫个枕头。

你知道静脉曲张的原因及护理措施吗?

根据研究统计,约有1/3的孕妇会由于胎儿和子宫随孕期的增加而变大,压迫骨盆腔静脉和下腔静脉,使得下肢血液回流受阻,造成静脉压升高,产生严重程度不等的下肢静脉曲张或微血管扩张。

建议做适度的运动,如慢走、游泳、散步等,可以帮助血液循环。保持适当的体重,避免提重物,尽量避免长期采用坐姿、站姿或双腿交叉压迫。长期站立或压迫双腿使血液回流困难,易造成腿部静脉充血,在休息的时候抬高双腿,睡觉时可采用左侧卧位有利于下腔静脉的血液循环,减轻静脉曲张的症状。孕妇平时可穿渐进压力式的医疗级弹力袜。在每天晨起时穿好弹力袜再下床,这样可以避免过多的血液堆积在双腿。这种医疗级弹力袜可以在医疗器材行买到。刚开始可以试着穿强度20~30毫米汞柱的弹力袜,适应之后可以穿效果较佳的30~40毫米汞柱的弹力袜。

你知道下肢水肿的原因及护理措施吗?

一般孕妇在妊娠中、晚期由于全身血容量比原来增加了15%,同时增大的子宫使下腔静脉回流受到影响,血液因此瘀积在下肢静脉中,升高的静脉压使血管内的液体过滤到组织下,导致水肿形成。但经过夜间卧床休息,白天形成的水肿即可消退。

一旦发生下肢水肿,饮食不宜过咸,避免长久站立,睡前用热水泡脚,在休息的时候抬高双腿,睡觉时可采用左侧卧位,这些均有利于下腔静脉的血液循环,减轻下肢水肿的症状。

你知道什么是胎教吗?

胎教是指从怀孕开始,调节和控制母体的内、外环境,避免不良刺激对胚胎和胎儿的影响,利用现代化的科学知识和技术,根据胎儿各时期发育成长的实际情况,有针对性地、积极主动地给予各种信息刺激,促使胎儿健康发育,以利于出生后有良好的智力发育和健康成长。

 你知道该如何进行胎教吗?

胎教是个循序渐进的过程,需根据胎儿发育的特点调整胎教的方式。怀孕前的4个月开始,备孕妇女可以听听音乐,并做好胎教的准备工作。孕4~5个月,给胎儿音乐胎教,每日2次。孕晚期可用两首乐曲交替轮流播放。父母还可以与胎儿进行生活交流。孕6个月后上抚摸课,每日2次。怀孕7个月后可以参与胎教课程,且开始系统性的语言诱导。

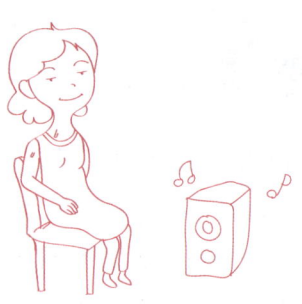

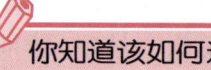 你知道该如何进行语言胎教吗?

医学研究表明,父母经常与胎儿对话,能促进其出生以后语言方面的良好发展。给胎儿期的大脑皮质输入最初的语言印记,为后天的学习打下基础,称为语言胎教。

语言胎教可以使胎儿大脑产生记忆,奠定出生后语言教育的基础,加深孩子与父母的感情,提高出生后的情商。

日常胎教用语:

问候语——"宝宝你好"、"宝宝早晨好"、"宝宝睡得舒服吗"……

赞美语——"宝宝真乖"、"宝宝是妈妈的好宝宝"……

企盼语——"宝宝快长大"、"长高高的"、"白白的像妈妈,大眼睛像爸爸,聪明能干像爸爸"……

家庭护理方法

胎教前后用语——"我们又开始上课了"、"听听音乐吧"、"再见吧"、"休息吧"……

也可使用系统性语言诱导：淋浴时可对胎儿说："这是水流声，妈妈在洗澡"吃东西时说："妈妈在吃鸡蛋，好香啊。"感到胎动时说："宝宝淘气了""又踢妈妈了"……给胎儿动作刺激时，对动作可加以解释，如"妈妈拍拍你"、"再踢一下"、"宝宝散散步吧"……

同时可和宝宝讲一些优秀胎教童话故事，如精卫填海、司马光砸缸、孔融让梨、孟母择邻、海的女儿、豌豆上的公主、睡美人等。

你知道该如何进行抚触胎教吗？

抚触胎教原理：提高胎儿对刺激的敏感性；增强胎儿出生后的运动能力；如与语言胎教相结合，可促进胎儿大脑协调发展。

父母用手确定子宫大小和胎体，轻轻抚摩或用节拍拍打法，通过孕妇腹壁传达给胎儿，形成触觉上的刺激，促进感觉神经和大脑发育。经过抚摩训练的胎儿，肌肉活动比较发达，对外界环境的刺激反映也较灵敏。在生后翻身、爬行、站立、行走等动作的发展上都能提早一些。

你知道该如何进行音乐胎教吗？

音乐胎教可以刺激胎儿乐感的形成和右脑的发育。

孕早期宜听轻松愉快、诙谐有趣、优美动听的音乐。如《假日的海滩》、《矫健的步伐》、《花之圆舞曲》等。乐曲选择可多样化。孕中期，胎教音乐从形式上可以更丰富一些。孕晚期应选择相对固定的两首乐曲反复播放。接近预产期，可选择既柔和而又充满希望的乐曲，如"梦幻曲"、"蓝色多瑙河"。

多看漂亮的图片对胎教有用吗？

"多看漂亮的图片，出生的宝宝会健康漂亮。"这句话并不是无稽之谈，根据现代超声技术，可以观察到胎儿在孕妇子宫中受到刺激后的反应，母亲的情绪感觉会经母亲脑内制造的荷尔蒙传给胎儿。孕妇看到漂亮的照片，觉得赏心悦目，这种愉悦的心情，自然会影响到胎儿，久而久之，胎儿也会变得健康起来。

你知道静坐有利于安胎吗？

静坐能稳定孕妇的心境，有助于调整和改善怀孕带来的身体不适感，同时能够改善孕妇因怀孕所带来的心理压力与问题，所以可以起到安胎的作用。孕妇练习静坐时请选择安静、空气流通的地方，勿让冷风直接吹至身上，避免外界干扰，使身心完全放松。

你知道该如何保持乳头的清洁吗？

保持乳头的清洁既可以保持乳腺管的通畅，又有助于增加

家庭护理方法

乳头的韧性、减少哺乳期乳头皲裂等并发症的发生。从孕5个月起，一般就能从乳头中挤出初乳，平时就会在乳头上结成痂。可先将乳痂清除掉，然后用温热的毛巾将表面的皮肤清洁干净。不主张使用肥皂和酒精来清洁乳头，因为肥皂或酒精会除去乳头周围皮脂腺所分泌的保护皮肤的油脂，使乳头过于干燥，很容易发生皲裂而受损伤。在怀孕的最后3个月，可使用干毛巾摩擦乳头以增强乳头的韧性。也可在清洗乳房后，用少量油脂置于大拇指和食指上，然后拇指和食指轻柔地旋转乳头30秒，将油脂均匀地涂在整个乳头上。

你知道孕中期性生活时的注意事项吗？

孕中期胎盘已形成，妊娠较稳定，早孕反应也已过去，性欲增加，适度地进行性生活，有益于增进夫妻感情和胎儿的健康发育。国内外的研究表明，孕期夫妻感情和睦恩爱，孕妇心情愉悦，能有效促进胎儿的生长和发育，生下来的孩子反应敏捷，语言发育好且身体健康。但性生活不能过于频繁，以每周1~2次为宜，可采取夫妻双方习惯和舒适的姿势，但要注意不要压迫腹部，体位可采用侧卧体位、前坐体位或后背体位。丈夫不要刺激孕妇乳头。孕妇要注意自身调节，不要过度兴奋，以免诱发流产。

你知道孕期性交为什么会腹痛吗？

怀孕以后会出现性交时腹痛，这与生殖道的肌肉发生收缩有关。性生活时，子宫受到机械性刺激，通过神经反射和体液调节，引起子宫内源性前列腺素释放，加上男方精液中含有大量的前列腺素，在男女双方的前列腺素作用下，子宫发生强烈的收缩，导致女方房事后感到腹痛。子宫的收缩，不仅会使孕妇感到腹痛，还有可能会引起流产、早产、胎盘早期剥离和胎膜早破等情况，从而危及母婴健康。因此，妊娠早期和晚期不宜性交，妊娠中期性生活也应有所节制，一旦发生性交腹痛，更应禁忌性交。

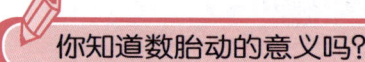

孕晚期保健与护理

你知道数胎动的意义吗？

胎儿活动简称胎动，指的是胎儿的躯体活动。一般在18周后进行B超检查可发现，妊娠20周后孕妇可感觉到胎动。孕32周后，应自测胎动。胎动监测是通过孕妇自测评价胎儿宫内情况最简便有效的方法之一。随着孕周增加，胎动逐渐由弱变强，至妊娠足月时，胎动又因羊水量减少和空间减小而逐渐减弱。

你知道胎儿电子监测的意义吗？

胎儿电子监护可以连续观察并记录胎心率的动态变化，也可了解胎心率与胎动及宫缩之间的关系，估计胎儿宫内安危情况。

（1）监测胎心率：胎心率基线（10分钟以上胎心率平均值），

家庭护理方法

正常值为110～160次/分。胎儿电子监护还可以连续记录宫缩时胎心率的一过性变化,为医生判断胎儿宫内情况提供依据。

(2)预测胎儿宫内的储备能力:无应激试验(NST)和缩宫素激惹试验(OCT)。

你知道胎动计数的方法吗?

随着胎儿长大,其活动也呈现规律性。孕32周开始,每天早、中、晚固定测一小时,建议时间规划为每天上午8~9点、下午13~14点、晚上19~20点,各计数胎动1次,每次数1个小时;胎动一般每小时大于3次,如果没到3次则再数一个小时,2小时大于等于6次仍为正常;2小时小于6次或胎动数和同时段比减少50%提示胎儿缺氧可能,应即刻去医院就诊。

胎动增多可能因为孕妇坐姿或站姿会使胎儿感到不适而移动,胎儿会调整姿势寻求舒适体位;胎儿也可能因为孕妇的情绪反应而运动。孕妇处于饥饿状态,使血糖浓度降低,此时胎动会减少,或强度减弱。计数胎动时应取卧位或坐位,可备用一些小巧物品(如硬币或纽扣等)做标记或记录于纸上,以免遗漏。若连续胎动或在同一时刻感到多处胎动,只能算做一次,须等胎动完全停止后,再接着计数。

怀孕末期的宫缩意味着什么?

在孕妇怀孕过程中,子宫常会收缩,妊娠12~14周开始子宫会有不规则的无痛性生理收缩,它不会引起子宫颈的扩张,是妊娠期子宫肌肉的正常活动,可以促进胎盘血循环。分娩前数周,子宫肌肉较敏感,会出现不规则的子宫收缩,持续的时间短,力量弱,或只限于子宫下段,经数小时后又停止,不能使子宫颈口张开,故并非临产,称为假临产,也称为"假性宫缩"。

初产妇如果每五分钟就出现一次收缩的话,表示已进入产程,子宫开始规律地收缩,且间隔会越来越短,宫缩强度会越来越强,此时建议孕妇可到产检医院检查,决定是否要入院待产。

你知道脐带绕颈一圈有危险吗?

脐带绕颈一圈的情况很常见。据资料统计,脐带绕颈的发生率为20%~25%,只要脐带绕颈松弛,不影响脐带血循环,不会危及胎儿。

你知道B超预估胎儿体重误差是多少吗?

B超通过胎儿的头围(HC)或双顶径(BPD)、腹围(AC)及股骨的长度(FL)来判定胎儿的大小,再以此来推估胎儿的体重(克)。由于宝宝个体差异,如有的宝宝双顶径、腹围、胸围测试出来经过公式运算后认为胎儿不大,但是宝宝的胳膊、大腿比较粗,那么体重也会比较重。通常出生后宝宝的体重与B超结果会有10%~15%的误差,但特别大的误差只是个别情况。

家庭护理方法

你知道怎样预防妊娠纹吗?

妊娠纹的形成主要是由于妊娠期激素的影响,当女性怀孕超过3个月时,增大的子宫突出于盆腔,向腹腔发展,腹部开始膨隆,皮肤弹力纤维与腹部肌肉开始伸长。妊娠6个月后腹部膨隆使皮肤的弹力纤维与胶原纤维损伤或断裂,腹部皮肤变薄变细,出现一些宽窄不同、长短不一的粉红色或紫红色的波浪状花纹。生产后,断裂的弹性纤维逐渐得以修复,但难以恢复到以前的状态。而原先皮肤上的裂纹便渐渐褪色,最后变成银白色的妊娠纹。

控制体重、均衡营养可以减轻妊娠纹的严重程度,同时腹部护肤品的应用也很重要。护肤品可以是专门针对妊娠纹设计的油状或膏状的产品,也可以是橄榄油等。腹部护肤品要坚持每天涂抹并适度按摩。

怀孕末期如何准备待产包呢?

通常怀孕进入36周,随时都有临盆的可能,因此建议妊娠末期的孕妇,将住院所需的用品和证件一起放在同个袋子里,一旦规律宫缩可带好待产包直接去医院,以免慌乱导致物品遗漏。

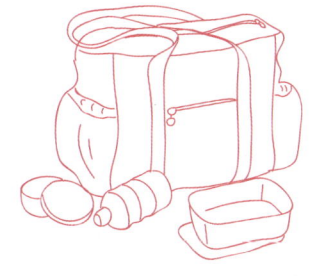

办理入院所需的证件包括:挂号卡或社保卡、孕妇健康手册、门诊手册,以

及夫妻双方的身份证。

住院期间孕妇所需物品：

（1）生活用品：脸盆、毛巾、牙刷、牙膏、梳子、餐具、杯子、吸管、拖鞋、饭盒等。

（2）衣物：前扣式、衣裤分开的睡衣，拖鞋，棉袜（御寒用）。

（3）哺乳用具：哺乳用（前开式）胸衣、哺乳衬垫、母乳收集袋/瓶、吸乳器。

（4）食物：干点心、补充能量的饮料等。

（5）其他：一次性成人纸尿裤、一次性床垫、卫生巾、一次性胎监带、润肤乳液、卫生纸等。

常见疾病、不适症状及处理方法

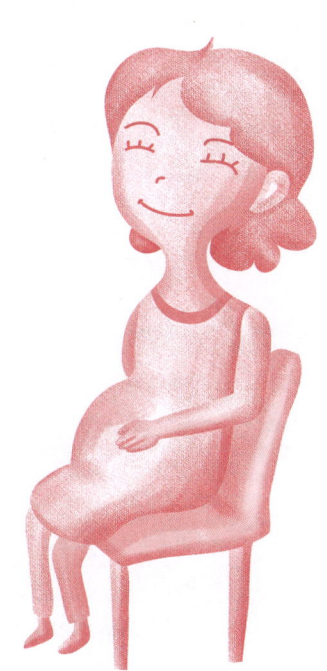

你知道孕妇为何易患缺铁性贫血吗?

妊娠合并贫血是妊娠期最常见的并发症,其中缺铁性贫血较多见,引起贫血的原因为孕妇对铁的需要量增加,但孕期脾胃虚弱、消化不良导致铁、叶酸、维生素 B_{12} 等缺乏。贫血会使胎儿发育迟缓,甚至引起早产及其他妊娠期并发症,故应积极预防和治疗。

你知道如何预防妊娠期缺铁性贫血吗?

(1)妊娠前积极治疗失血性疾病,如月经过多、消化道出血等,以增加铁的储备。

(2)孕期加强营养,鼓励进食含铁丰富的食物,如猪肝、鸡血、豆类等。

(3)在产前检查时,每位孕妇必须检查血常规,尤其在妊娠后期应重复检查,做到早期诊断,及时治疗。

(4)妊娠4个月起常规补充铁剂。可配合服用维生素C。铁剂对胃肠道有刺激作用,可能产生恶心、腹痛等症状,宜从小剂量开始服用,逐渐加量。补充铁剂时可用温水或果汁送服,以促进铁的吸收,且应在餐后20分钟后服用,以减轻对胃肠道的刺激。服用铁剂后大便可能会变黑,也可能导致便秘或轻微腹泻,不必担心,但使用前应接受医生的指导。

(5)适当补充维生素 B_{12} 和叶酸,可从食物中摄取也可用药物补充。

你知道妊娠期缺铁性贫血需要用药治疗吗？

轻度贫血对孕妇及胎儿影响不大，重度贫血（血红蛋白 < 60 g/L）时，可导致孕妇贫血性心脏病、妊娠期高血压等严重并发症；对胎儿可造成宫内生长受限。

血红蛋白在60 g/L以上时，可口服给药补充铁剂。当血红蛋白低于60 g/L，且接近预产期或短期内需行剖宫产术者，应少量多次输血。

 你知道如何减轻早孕反应吗？

孕妇宜多吃清淡易消化的食物，如面包、饼干、稀粥、果汁、蜂蜜及新鲜水果等。汤类和油腻食物特别容易引起呕吐，不宜多吃。应少量多餐，不要勉强自己吃不想吃的食物。清晨起床时有恶心感，可在下床前吃些苏打饼干，以减轻症状。由于铁剂容易导致恶心、呕吐的情形，若孕妇服用铁剂，在此阶段宜停止服用。

尽量远离厨房的油烟味，远离较为呛鼻的气味，如烟味、油漆味、鱼腥味等。保持室内空气流通，新鲜的空气可减少恶心的感觉。

保持心情愉快，可安排一些轻松的活动，分散对身体不适的注意力。避免熬夜及过度紧张，早孕反应一般不会发展成严重问题，1~2个月后就会过去，无须担心。同时，家人的支持和关怀也很重要，丈夫应照顾好妻子的饮食起居，耐心地与妻子交流，帮

常见疾病、不适症状及处理方法

助缓解她的紧张情绪。

若早孕反应严重时,如持续呕吐不能进食等,要及时到医院治疗。

 你知道妊娠呕吐如何用药吗?

妊娠呕吐俗称早孕反应,在停经40天左右出现,可逐渐加重直至频繁呕吐,严重者引起电解质紊乱。根据呕吐的程度,一般分为轻度和重度两种。

轻度妊娠呕吐的特点是常有择食、食欲减退、恶心呕吐等。对此孕妇应着重解除妊娠顾虑,减少不良刺激,吃易消化的饮食,本着少食多餐的原则,并可口服维生素 B_6、维生素 B_1 治疗。

重度妊娠呕吐的特点是呕吐频繁不能进食,呕吐物中有胆汁或咖啡色物质,严重者引起脱水、电解质紊乱、代谢性酸中毒等。此时孕妇应住院治疗,明确失水量及电解质紊乱情况,酌情补充水分和电解质,每日补液量不少于3 000毫升,输液中加入氯化钾、维生素 B_6、维生素 C 等,并给予维生素 B_1 肌内注射。对合并有代谢性酸中毒者,可给予碳酸氢钠或乳酸钠纠正。营养不良者静脉补充必需氨基酸和脂肪乳剂。

你知道孕妇呕吐忌多服维生素 B_6 吗?

孕妇呕吐最常用的药就是维生素 B_6,于是有些孕妇便放心大胆地服用维生素 B_6,以减轻妊娠反应,有时还要多服用几片,甚至长期服用,唯恐妊娠反应严重,影响胎儿发育。殊不知,过量服用维生素B_6或服用时间过长,也会造成严重后果,由于长期过多服用维生素B_6,致使婴儿对它产生了依赖性,医学上称之为维生素B_6依赖症。表现为在新生儿出生后,由于维生素B_6的来源不像在母体里那样充分,出现一系列异常表现,常见的异常表现有容易兴奋、哭闹不安、容易受惊、眼球震颤等,甚至反复惊厥。

你知道孕妇为何容易便秘吗?

妊娠期由于增大的子宫使胃向上移位、肠段向两侧及上方移位、盲肠及阑尾向外上方移位。胃肠道由于受孕激素的作用,使平滑肌张力降低,胃酸分泌减少,胃肠蠕动变慢,食物通过胃肠道的时间延长,自然容易发生便秘。同时,胀大的子宫对排便肌肉的压迫,盆底肌肉群因受妊娠或胎头、子宫的压迫,因肛门直肠病引起疼痛等都可导致便秘。

你知道孕期如何防治便秘吗?

养成良好的排便习惯,每天固定一个时间排便,排便前可以先喝一杯白开水,加强对肠道的刺激。多喝水,适当食用通便的食物,如蜂蜜、芝麻、稀粥、香蕉等。适当补充纤维素,如菠菜、芹菜、苹果、猕猴桃等。五谷杂粮富含纤维素,也是有助排便的食物,可以多吃。要适当运动,常年坐着工作的孕妇休息时可以抬一抬腿,起来走动一下,做做孕妇操,适度地散步,这样都可以促

常见疾病、不适症状及处理方法

进血液循环、减轻便秘。

不要随便使用通便药,因为持续使用泻药或泻药选择不当,均可导致流产。更不能使用蓖麻油、番泻叶等刺激性泻药,此类泻药可引起腹绞痛,前者还可引起子宫收缩。润滑性泻药(如液状石蜡油)可减少母体对脂溶性维生素(维生素A、维生素D、维生素E、维生素K)的吸收,使新生儿易发生低凝血酶原血症而致出血。可以使用山梨醇、盐水等渗透性泻药,促使肠道扩张、蠕动而排便。粪便软化剂、膨胀剂也较广泛用于孕妇,一般无不良反应。

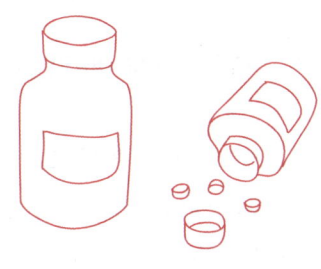

你知道孕妇便秘用药应注意什么吗?

(1)由于大多数容积泻剂及肠道刺激剂旨在刺激肠壁,使肠蠕动增加的同时可引起子宫收缩,故妊娠期特别是妊娠末期的孕妇应用此类泻药有导致早产或流产的可能,因此应在医生指导下选择避免引起子宫收缩的润滑剂或栓剂。

(2)有些导泻药如石蜡油长期服用可妨碍钙、磷及脂溶性维生素的吸收,又因胎儿的营养物质是通过脐带、胎盘从母体的血液中吸收的,因此也易导致胎儿对这些物质的摄取减少,从而影响胎儿发育。

(3)大多数泻药对消化道都有刺激作用而引起恶心呕吐,从而加重了妊娠初期的妊娠反应,此类不良反应也应引起注意。

你知道孕妇便秘能使用"开塞露"吗?

妇女进入孕期之后,结肠运动会减弱,骨盆底肌肉群张力也会缩减,加上胀大的子宫对排便肌肉的压迫,这些都会影响粪便的正常排泄。对于便秘情况严重的孕妇,可以在医生的指导下使用少量开塞露。

防止便秘重在平时的生活习惯,可以晨起后空腹喝一杯500毫升的淡盐水,多食用富含粗纤维的蔬菜,养成定时排便的习惯。如果便秘严重,可以到医院行低压灌肠。

膳食纤维为什么可以治疗便秘呢?

膳食纤维是平衡膳食结构中必要的营养素之一,由于膳食纤维体积大,可促进肠的蠕动、减少食物在肠道中停留时间。同时,膳食纤维在大肠内经过细菌发酵,能使排泄物变软,从而使粪便易于排出,起到治疗便秘的作用。

你知道哪些食物富含膳食纤维吗?

孕妇应根据正常妊娠体重增长的规律,来合理调整膳食纤维摄取量,以此来保证孕期消化与吸收功能的正常。膳食纤维大多存在于蔬菜、水果及粗粮中。蔬菜包括茭白、韭菜、菠菜、芹菜、丝瓜、莲藕、萝卜等都含有丰富的膳食纤维;水果中则以苹果、香蕉、猕猴桃等含纤维素较多,孕妇在平时的饮食中可以多食用这些果蔬。

你知道孕妇为何易患泌尿系统感染吗?应如何预防呢?

女性的尿道短、直、宽,尿道开口紧邻阴道口和肛门,使得孕妇的分泌物和排泄物较易污染尿道。怀孕后泌尿系统需排泄孕妇和胎儿代谢产生的废物,因而加重肾脏的负担,且因妊娠期子宫压迫膀胱,会发生尿频,偶有排尿不畅的现象。因此,孕妇很容易发生泌尿系统感染。

预防泌尿系统感染应特别注意保持外阴清洁,勤洗外阴。多喝水,若有尿液应及时排空。睡觉时应该采取侧卧位,以缓解子宫对输尿管的压迫,使小便通畅。当发生泌尿系统感染时,应遵医嘱积极治疗,以免病情加重。

你知道孕妇应如何防治真菌性阴道炎吗?

孕妇机体免疫力较怀孕前有所下降,体内雌激素水平升高,阴道内酸度增加,有利于假丝酵母菌生长,孕妇在孕期比较容易患真菌性阴道炎。因此孕妇应保持外阴清洁,勤洗外阴,注意个人卫生,穿棉质宽松的衣物。

若孕妇患真菌性阴道炎,会感到外阴和阴道瘙痒、灼痛,白带增多、黏稠,呈白色豆渣或凝乳样,有时稀薄。治疗时首选局部应用抗真菌药物治疗。真菌性阴道炎可通过性生活感染,在治疗期间应避免性生活，而且夫妻要同时治疗。若身体其他部位有真菌感染时应彻底治疗。

你知道孕期腰背痛怎么办吗？

随着怀孕时间的增加，不少孕妇常感到腰背痛。这是因为孕妇的腹部逐渐突出，使身体的重心向前移，为了调节身体平衡，孕妇过分挺腹，使背部及腰部的肌肉常处于紧张的状态。此外，孕期脊柱、骨关节的韧带松弛，增大的子宫对腰背部神经的压迫，也是造成腰背疼痛的原因。一般在晚上及站立过久时疼痛加剧。孕妇可适当减少站立时间，经常变换体位。在孕早期坚持做散步等适当运动，以加强腰背部的柔韧度。此外，应注意保暖，睡硬板床，穿低跟软底鞋行走，局部按摩，避免拿重的东西。

你知道孕早期阴道流血的常见原因是什么吗？

早期流产者常先有阴道流血，后出现腹痛。

异位妊娠，习称"宫外孕"，主要表现为不规则阴道流血，可伴腹痛。有时量较少，呈点滴状，色暗红或深褐色。但也有阴道出血量多，似月经量。宫颈妊娠可出现突然阴道大量流血而危及生命，其特点是不伴有腹痛。

完全性葡萄胎最常见的症状是停经后阴道流血，停经8~12周左右开始有不规则阴道流血，时多时少，反复发作，若葡萄胎

常见疾病、不适症状及处理方法

组织从蜕膜剥离，母体大血管破裂，可导致大出血、休克。

你知道流产的原因有哪些吗？

妊娠不足28周、胎儿体重不足1 000克而终止妊娠者称为流产。导致流产的原因有很多。

（1）胚胎因素：胚胎染色体异常是流产的主要原因。事实上，这也是一种人类自然选择的自我保护措施，优胜劣汰，以保证群体和子孙的健康繁衍。

（2）母体因素：生殖器官疾病，如先天性子宫畸形、肿瘤、子宫内口松弛；内分泌失调，如甲状腺功能低下、黄体功能不足；母体全身性感染性疾病；强烈的精神刺激、外伤或性交也可引起流产。

（3）免疫因素：孕妇在妊娠期间对胎儿免疫耐受降低可导致流产。

（4）外界因素：环境中的不良因素，如过多接触砷、铅、甲醛、苯、有机汞等化学物质，放射线的过量暴露，以及过重的体力劳动。

你知道流产的先兆症状吗？

停经后出现少量阴道流血，常为暗红色或血性白带，流血后数小时至数日可出现轻微下腹痛或腰骶部胀痛；宫颈口未开，无妊娠物排出；子宫大小与停经时间相符。经休息及治疗，症状可消失，可以继续妊娠。

你知道如何预防流产吗？

怀孕3个月内是最容易发生流产的时期，因此，孕妇忌剧烈运动、体力劳动及旅行等，日常生活也要避免过度劳累，应注意休息，避免性交，避免做可能压迫腹部的动作，尽量不要过多地上下楼梯。上班工作的孕妇要注意不可过度劳累，如有不适宜的工作，可和领导商量变动一下。怀孕期间要避免有害物质的影响，特别要避免接触砷、汞、苯、铅等物质。对于习惯性流产，要做遗传学检查、血型鉴定等。对子宫内口松弛的可做内口环扎术。甲状腺功能低下者，要保持甲状腺功能正常后再怀孕。

染色体异常胎儿早期流产会减少畸形儿的出生，因此在保胎前应尽可能查明原因，不要盲目保胎。

你知道为什么会发生异位妊娠吗？

卵巢排出卵子，被输卵管伞端捡拾，沿着输卵管慢慢向宫腔移动，途中遇到精子，并结合成一个受精卵，然后继续前行，到达宫腔，种植在子宫内膜上。若受精卵在移动的过程中遇到阻碍或发生异常，没有到达宫腔，而是着床在子宫体腔外，就会导致异位妊娠。常见病因为慢性盆腔炎症，如慢性输卵管炎导致管腔褶皱粘连，输卵管扭曲、僵直及伞端闭锁，导致输卵管管腔狭窄或部分堵塞或蠕动异常。此外，受精卵游走、内分泌异常、精神紧张等也可能引起异位妊娠。

你知道异位妊娠有哪些症状吗?

异位妊娠有三大症状:停经、腹痛、阴道流血。

有时阴道出血会影响对停经的判断,当月经延迟几日后出现阴道不规则出血时,常被误认为月经来潮。但是异位妊娠的阴道出血和正常月经是有区别的,量少,点滴状,色暗红或深褐色。阴道流血表明胚胎受损或已死亡,导致人绒毛膜促性腺激素(hCG)下降,卵巢黄体分泌的激素难以维持蜕膜生长而发生剥离出血,并伴有蜕膜碎片或管型排出。当病灶去除后,阴道流血可以逐渐停止。输卵管妊娠未破裂时,腹痛往往不是很剧烈,一旦输卵管破裂,就会突感患侧下腹部撕裂样剧痛。

你知道确诊异位妊娠该怎么办吗?

对于无内出血或仅有少量内出血、病情较轻的患者,可以采用药物治疗。以甲氨蝶呤为首选,可迅速杀死胚胎,疗效确切,不良反应小,也不增加此后妊娠的流产率和畸胎率,是治疗早期输卵管妊娠安全可靠的方法。但用药后需随访较长时间,直至血 β-hCG 值达正常水平。对于腹腔大出血,伴有休克的情况,应尽快开腹手术控制出血,并根据病变情况采取输卵管切除手术或保守性手术恢复输卵管正常的解剖形态。若病情允许的情况下,可行腹腔镜手术。

你知道孕晚期阴道流血的常见原因是什么吗？

孕晚期阴道流血常见原因为前置胎盘和胎盘早剥。前置胎盘是指孕28周后胎盘附着在子宫下段，其下缘甚至达到或覆盖宫颈内口。它的特点是妊娠晚期出现反复的、突发性无诱因、无痛性阴道流血。妊娠晚期由于子宫下段逐渐拉长，而胎盘不能相应的伸展，使胎盘附着处发生错位而发生剥离，致血窦破裂而出血。

胎盘早剥是指妊娠20周后或分娩期，正常位置的胎盘于胎儿娩出前，全部或部分从子宫壁剥离而出血。轻型胎盘早剥以外出血为主，胎盘剥离面不超过胎盘面积的1/3，主要症状为较多量的阴道出血，色暗红，无腹痛或伴轻微腹痛。重型胎盘早剥常为内出血或混合性出血，主要症状为突发的持续性腹痛、腰痛及腰背痛。临床表现的严重程度与阴道出血量不相符。如剥离面超过胎盘面积的1/2，由于缺氧，常常导致胎心消失，胎儿死亡。

你知道前置胎盘如何处理吗？

前置胎盘出血多时，可危害孕妇及胎儿安全，所以一旦孕妇有阴道出血应及时就诊，根据流血量、患者一般情况、孕周、胎儿情况决定治疗方案。对于胎儿不成熟、患者出血少、一般情况好者，可采用期待疗法（如绝对卧床休息、促胎肺成熟、抑制宫缩、纠正贫血、预防感染等）。对于无阴道流血的前置胎盘，尽量延长孕周至足月后终止妊娠。如果出血量大，甚至休克者，不论胎儿是否能存活，为孕妇安全，应尽早终止妊娠。患者一般采用剖宫产术终止妊娠。

你知道胎盘早剥如何处理吗？

胎盘早剥由于起病急、发展快，威胁母儿生命。胎盘早剥的主要病理变化是底蜕膜出血，形成血肿，使该处的胎盘从子宫壁剥离，出血量多时可导致出血性休克。胎盘早剥时，剥离面子宫血管开放，破膜后羊水可沿开放的血管进入母血循环，导致羊水栓塞；若胎盘早剥面积大，出血多，胎儿可因缺血、缺氧而死亡。重型胎盘早剥特别是胎死宫内的孕妇可能发生弥散性血管内凝血（DIC），表现为阴道流血不凝，皮肤、黏膜出血，咯血、呕血及血尿。合并妊娠期高血压病的产妇，发生胎盘早剥出血、休克及DIC时，可使肾血流量极度减少，出现急性肾衰竭，严重危及母儿的生命。因此，确诊后应立即终止妊娠，娩出胎儿以控制子宫出血。

你知道臀位可以阴道试产吗？

臀位的产妇并非一定要行剖宫产，应遵循医生的建议。孕末期应根据产妇年龄、胎产次、骨盆类型、胎儿大小、发育是否正常、臀先露类型及有无并发症等综合考虑，选择分娩方式。骨盆正常、胎儿大小适中、单纯臀位、产力好、无胎儿窘迫者可尝试阴道自然分娩。

对于骨产道、软产道异常、预测胎儿体重大于3 500克、足先露、既往有难产史及新生儿产伤史、胎儿窘迫、严重妊娠合并症等，均应行剖宫产术。

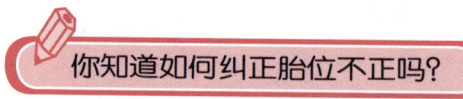
你知道如何纠正胎位不正吗？

妊娠30周前，胎位不正者多能自行转为头先露，不需处理。若妊娠30周后仍为胎位不正，应予矫正。

（1）膝胸卧位：孕妇排空膀胱，松解腰带，在硬板床上，俯撑，膝着床，臀部高举，大腿与床垂直，胸部尽量接近床面。每天2~3次，每次做15分钟，连续做1周后去医院复查。

（2）臀高仰卧位：孕妇排空膀胱，用枕头或其他物品垫高臀部，有与膝胸卧位同样的效果。

（3）针灸或艾灸疗法：用针刺至阴穴或用艾灸至阴穴，治疗胎位不正，每日一次，每次15~30分钟，5~7次为1个疗程。

（4）外转胎位术：适用于上述方法无效、腹壁松弛的孕妇，宜在妊娠32~34周后进行外转胎手术。外转胎位术有诱发胎膜早破、胎盘早剥及早产等危险，应慎用，应在有条件行紧急剖宫产术的条件下进行。

你知道过期妊娠该怎么办吗？

过期妊娠是指平时月经周期规则，妊娠达到或超过42周尚未临产。过期妊娠可能导致胎盘功能减退，羊水量减少，羊水胎粪污染率明显增高，胎儿窘迫、新生儿窒息、胎粪吸入综合征等发生率增高。对于产妇，因胎儿窘迫、巨大儿等使母体产伤及手术产率增加。

应避免过期妊娠的发生，争取在妊娠足月时处理。对于过期

常见疾病、不适症状及处理方法

妊娠的孕妇,应根据胎盘功能、胎儿大小、宫颈成熟度等综合分析,选择适当的分娩方式。对于确诊过期妊娠而无胎儿窘迫、无明显头盆不称的可考虑引产。如果有胎儿窘迫、巨大儿、胎位不正等情况,应该行剖宫产术终止妊娠。

 你知道羊水过多或过少有什么危害吗?

羊水过多是指妊娠期羊水量超过2 000毫升。羊水过多常合并胎儿畸形,可导致胎位异常、脐带脱垂、胎儿窘迫及早产。同时,由于子宫肌纤维过度伸展,可以导致宫缩乏力、产程延长及产后出血等。

羊水过少是指妊娠晚期羊水量少于300毫升。羊水过少是胎儿危险的重要信号,围生儿的发病率和死亡率明显增高。妊娠中期重度羊水过少的胎儿畸形率很高,而妊娠晚期羊水过少,常为胎盘功能不良及慢性胎儿宫内缺氧的表现。

你知道羊水过多该怎么办吗?

孕妇若羊水过多时,应首先排除胎儿畸形。如果有胎儿畸形要及时终止妊娠;如果胎儿正常,应根据羊水过多的程度与胎龄决定处理方法。

如果症状严重,孕妇无法忍受而胎龄不足37周,可穿刺放羊水,可使孕妇缓解不适症状,但容易导致早产。

可使用前列腺素抑制剂,常用吲哚美辛治疗,有抑制利尿的作用，期望能抑制胎儿排尿，减少羊水量。

症状较轻者可以继续妊娠，应注意休息，低盐饮食，严密观察羊水量的变化。妊娠足月，胎儿成熟的情况下，可人工破膜引产。

你知道羊水过少该怎么办吗？

羊水过少时，孕妇在胎动时可感到腹痛，子宫敏感性高，易引发宫缩。若胎儿畸形，或胎儿已成熟、胎盘功能严重不良者，应立即终止妊娠。因羊水过少易造成宫缩不协调、产程延长、胎儿窘迫等，增加了行剖宫产可能性。如果妊娠未足月，无胎儿畸形，可行保守期待治疗。妊娠中晚期可通过羊膜腔输液补充羊水，尽量延长孕周。

你知道患高血压病的妇女能怀孕吗？

高血压病是一种有遗传倾向的疾病，有计划妊娠的妇女，尤其是有家族高血压病史者，一定要测量血压。

患有高血压病的妇女怀孕后，不仅会加重病情，而且对胎儿的生长发育有很大影响。因此，在怀孕前，需请心血管疾病专家进行全面检查，以决定能否妊娠，妊娠前血压的状况，心、肾是否受到影响，眼底有无异常，对妊娠是否能成功很重要。

高血压病患者在怀孕后期，很难控制血压的急剧变化，有时血压很高，容易发生子痫或脑出血。若伴有血管痉挛和血管狭窄，会使母体对胎儿营养供应受到影响，易发生胎盘早剥，造成

死胎。因此,在系统治疗后,血压正常或接近正常后,在听取医生意见后再考虑怀孕,切不可盲目怀孕。

你知道妊娠期高血压病的孕妇饮食应注意什么吗?

应包括充足的蛋白质、热量、不限盐和液体,但对于全身水肿者应适当限制盐的摄入。

(1)宜多食植物类食品。蛋白质以食用植物性蛋白(如豆类)为主,避开动物性脂肪,也可以从鱼肉、牛肉或脂肪少的猪肉、鸡肉、牛奶、鸡蛋等食品中摄取蛋白质。

(2)全身水肿的孕妇要适当限制盐的摄入,对含盐多的加工食品如咸海味、咸鱼干、咸菜、腌鱼、腌肉以及罐头食品都不要吃。

(3)控制水分的摄入,因为摄入水分过多会加重血压升高。

你知道患妊娠期高血压病该怎么办吗?

妊娠期高血压病的基本治疗措施是保持安静状态,必要时使用镇静药、解痉药、降压药,并适时终止妊娠。症状轻时可以在家观察,注意休息,左侧卧位,饮食不要太咸,根据医嘱服用降压药。若为子痫前期患者,建议住院治疗。可密切监护孕妇及胎儿情况,使用作用较强的降压药,静脉滴注硫酸镁解除血管痉挛。如经过治疗症状好转,胎儿发育基本正常,可以等到37周分娩;如果治疗后病情无好转或加重,应根据孕妇及胎儿情况适时终止妊娠。

你知道降血压药对胎儿有危害吗?

使用降压药的目的是为延长孕周或改变围生期结局。降压药物应选择对胎儿无毒副作用,不影响心每搏输出量、肾血流量及子宫胎盘灌注量,不导致血压急剧下降或下降过低的药物。常用的药物有肼屈嗪、拉贝洛尔、硝苯地平、甲磺酸酚妥拉明。肼屈嗪扩张周围血管,有益于脑、肾、子宫胎盘的血流灌注,不良反应有头痛、心率加快等。拉贝洛尔可降低血压但不影响肾及胎盘的血流量,促进胎儿肺成熟,不良反应有头皮刺痛及呕吐。硝苯地平使全身血管扩张,血压下降,不良反应为心悸、头痛。甲磺酸酚妥拉明使血管舒张,血压下降,不良反应有体位性低血压、鼻塞、腹痛、腹泻等。

 你知道妊娠期糖尿病有哪些危害吗?

(1)对于孕妇:流产率增加;妊娠期高血压病发生率增高;易合并感染,以泌尿系统感染最常见;难产、产道损伤、手术产率增高;羊水过多的发生率明显增高。

(2)对于胎儿:巨大儿、胎儿生长受限、早产、胎儿畸形的发生率均增高。

(3)对于新生儿:新生儿呼吸窘迫综合征发生率增加;容易发生新生儿低血糖、低钙血症和低镁血症。

常见疾病、不适症状及处理方法

 你知道妊娠期糖尿病的孕妇该如何控制血糖吗？

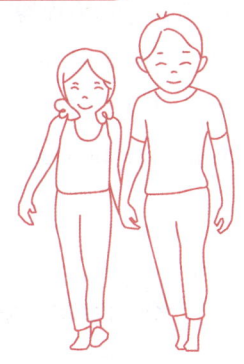

（1）饮食调节：妊娠期糖尿病有特殊的膳食需要，绝大多数的患者通过合理的饮食调节，血糖能控制在正常范围。这主要包括控制碳水化合物的摄入，减少脂肪摄入，增加纤维素的摄入，适当补充维生素。既可保证宝宝生长发育所需的营养，也可控制孕期血糖和使体重增长在合理范围内。

（2）适量运动：运动可以增加胰岛素的敏感性，使血糖水平趋于正常。运动量应根据孕妇孕前的活动情况、是否有其他健康问题而定。步行是目前推荐的并能够让孕妇接受的妊娠期最常用、最安全的方法，每天步行运动持续时间为20~60分钟，每周至少3~4次。

（3）部分妊娠期糖尿病孕妇光靠饮食和运动难以达到正常的血糖水平，若经过饮食和运动治疗后2周，血糖水平还是居高不下，那么就需要使用胰岛素治疗了。

同时，妊娠期糖尿病孕妇应自备一个微量血糖仪，监测血糖水平，并做好记录，为医生提供重要的资料，有利于医生给出合理的治疗方案。

 你知道使用胰岛素会对胎儿产生危害吗？

胰岛素是胰腺胰岛细胞分泌的一种帮助血液中葡萄糖转移

到细胞内并将其利用的激素。妊娠期糖尿病孕妇自身产生胰岛素抵抗,导致胰岛素绝对或相对不足,不能很好地利用体内的葡萄糖,表现为血糖异常增高。若饮食调节和运动都不能控制高血糖,必须使用外源性的胰岛素。外源性胰岛素不会通过胎盘进入胎儿体内,所以即使使用大量的胰岛素也不会伤害胎儿,可以放心地应用胰岛素保护你的宝宝。

你知道患心脏病的妇女能怀孕吗?

怀孕会加重心脏的负担,因此,怀孕会使患心脏病的妇女的症状更严重,或者使隐匿的心脏病患者发病。患心脏病的妇女怀孕后也会影响到胎儿,有可能会出现早产,也可能会把心脏病遗传给胎儿。如果患有严重心脏病的孕妇心脏病突然恶化的话,可能会导致胎儿死亡。所以孕前已有过心力衰竭、心脏已扩大、有心律失常或有心内膜炎、妇女年龄超过35岁等情况,妊娠后发生问题的机会就会大得多。因此,有心脏病的妇女如果计划妊娠,应先全面检查,认真评估心脏状况,在严密观察心功能情况下才能妊娠。

你知道妊娠合并心脏病应注意什么吗?

妊娠合并心脏病的孕妇,需要限制体力活动在可接受的范围内,保证每晚9小时睡眠,中午短时间卧床休息,左侧卧位。限制过度加强营养使体重过度增长,每月体重增长不超过0.5千克。

合理补充蛋白质、维生素及铁剂。尽量避免出入公共场所,预防感染,一旦有感染症状,应立即接受治疗。出现任何合并症或早期心衰的症状都该积极住院治疗,包括轻微活动后即感胸闷、气急;睡眠中感憋气而觉醒者,或休息时心率达110次/分者。孕期经过顺利,也应在36周提前入院。

你知道患病毒性肝炎能怀孕吗?

妊娠对肝炎有较大的影响,怀孕后可使本来患病的肝脏负担加重,使病毒性肝炎病情加重、复杂,增加诊断和治疗的难度,重症肝炎及肝昏迷的发生率大大增加。妊娠合并病毒性肝炎使流产、早产、畸形、死胎、死产的发生率明显增高,新生儿的患病率及死亡率也增高。而且肝炎病毒一般都能通过胎盘屏障感染胎儿,在分娩过程中接触母亲体液、吸入羊水或受粪便污染等可使新生儿感染肝炎病毒,因此在肝炎没有治愈以前,最好不要怀孕。

若怀孕后感染肝炎病毒,应根据感染时的孕周及疾病的严重程度综合考虑。

你知道妊娠期患病毒性肝炎该怎么办吗?

妊娠早期病情较轻的情况下可继续妊娠,同时给予保肝治疗。若病情较重,应积极治疗肝炎,待病情稳定后行引产手术。妊娠中期手术引产风险较大,一般不考虑终止妊娠。但病情严重,经保守治疗无效的情况下,须终止妊娠。肝炎发生在妊娠晚期,一般不考虑引产,因为此时对产妇的影响已没有区别。此时应采取措施积极治疗肝炎,注意营养,避免过度劳累,严密监测凝血功能及肝功能的变化,防止分娩期发生肝衰竭及弥散性血管内凝血。

你知道患乙型肝炎的母亲可以进行母乳喂养吗?

(1)单纯乙肝病毒携带者:新生儿出生后接种了乙肝疫苗,可以母乳喂养。

(2)小三阳:孕妇妊娠期检测HBV DNA的病毒复制量,如病毒量低,或没有病毒复制,出生后注射乙肝疫苗后,可行母乳喂养。

(3)HBV DNA阳性或大三阳的母亲,特别是肝功能异常者,提示病毒复制处于活动期,母亲的传染性大。新生儿出生后实行乙肝免疫球蛋白和乙肝疫苗联合免疫,可以母乳喂养。

你知道什么叫胎儿窘迫吗?

胎儿窘迫是指胎儿在子宫内因急性或慢性缺氧危及胎儿健康和生命。胎儿窘迫分为急性和慢性两种:急性胎儿窘迫常发生在分娩期,慢性者多发生在妊娠晚期,但可延续至分娩期并加重。胎儿窘迫给孕妇最早的提示就是胎动异常。初期胎动频繁,继而减少甚至消失。胎动小于10次/12小时为胎动减少,是胎儿缺氧

常见疾病、不适症状及处理方法

的重要表现之一。胎心＜120次/分或＞160次/分，应怀疑胎儿有缺氧的可能。通过胎儿监护了解心频率、基线变异及周期变化，了解胎心率的异常情况；通过羊膜镜检查羊水有无污染，都可帮助明确胎儿是否有宫内缺氧的情况。

若孕妇自觉胎动异常，应立即去医院就诊。

 你知道发生胎儿窘迫该怎么办吗？

若确诊为胎儿宫内窘迫，应积极寻找缺氧的原因并针对原因治疗。若胎儿已足月或近足月，应尽快终止妊娠。孕周小、估计胎儿娩出后存活可能性小，可采取保守治疗，以期延长孕龄，同时促胎肺成熟，争取胎儿成熟后终止妊娠。慢性胎儿窘迫时，除一般处理外，应积极处理妊娠合并症及并发症，加强对胎儿的监护，缺氧严重时需剖宫产终止妊娠。

 你知道双胎妊娠容易发生哪些并发症吗？

（1）孕产妇并发症：① 双胎并发贫血是单胎的2~3倍，与缺乏铁及叶酸有关；② 妊娠期高血压病发生率高，且一般发病早、程度重，容易出现心肺并发症；③ 羊水过多及胎膜早破的发生率较单胎妊娠高；④ 发生胎盘早剥的风险较高，且因双胎子宫肌纤维伸展过度，常并发原发性宫缩乏力，致产程延长及产后出血。

（2）围生儿并发症：① 容易早产，发生胎儿宫内生长受限；

② 双胎妊娠时胎儿畸形的发生率是单胎的两倍；③ 单羊膜囊双胎易发生脐带互相缠绕、扭转，可致胎儿死亡；④ 脐带脱垂也是双胎妊娠的常见并发症；⑤ 双胎输血综合征是发生于双羊膜囊单绒毛膜单卵双胎的一种并发症；⑥ 在分娩时可发生胎头交锁及胎头碰撞，引起难产。

你知道双胎妊娠可以顺产吗？

多数双胎能经阴道分娩，但产妇需有良好的体力经历分娩。因此在分娩过程中要保证产妇有足够的食物摄入量及睡眠。如有下列情况之一，需行剖宫产结束分娩：① 第一胎儿为肩先露、臀先露；② 联体双胎孕周＞26周；③ 单胎妊娠的所有剖宫产指征，如短期不能分娩的胎儿窘迫、严重妊娠并发症等。

你知道双胎妊娠要注意什么吗？

（1）加强营养：两个胎儿生长所需营养量较大，如孕妇营养摄入不足，会影响胎儿生长发育和母体健康。因此孕妇应增加营养的摄入，并注意营养的合理搭配。

（2）预防贫血：双胎妊娠的孕妇容易发生贫血，应常规补充铁剂及叶酸。严重者应在医生的指导下使用铁剂治疗。

（3）预防流产及早产：加强孕期监护，妊娠中期注意休息，避免房事，提前4周做好分娩前的准备工作。

（4）预防产后出血：因双胎妊娠子宫过度膨胀，容易发生宫缩乏力，造成产后出血而危及产妇生命。故双胎妊娠的孕妇，产后应注意宫缩情况及阴道出血情况，预防和及时治疗产后出血。

（5）新生儿疾病：双胎妊娠的胎儿发育较单胎妊娠相对差些，因此应注意预防呼吸窘迫综合征、新生儿硬肿症、吸入性肺炎等新生儿疾病，并为新生儿喂养做好充分准备。

孕期意外及危急重症

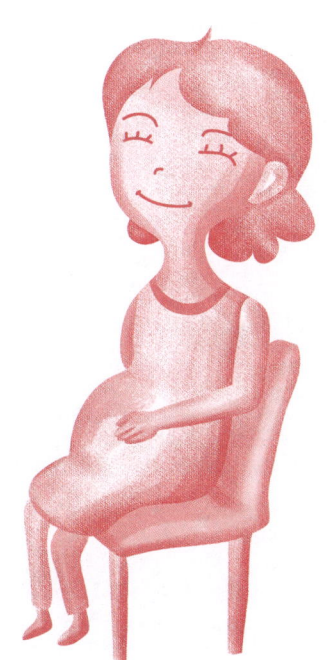

你知道孕期危急重症会出现哪些症状吗?

孕期危急重症的症状有急腹痛、阴道出血和头晕、眼花、抽搐,妊娠期间突然出现其中任何一种症状,都必须到医院看急诊。

 你知道急腹痛提示什么急症吗?

腹痛是先兆流产或先兆早产的常见症状,但是急腹痛,特别在妊娠早期,出现一侧下腹部撕裂样剧痛,要警惕异位妊娠,即宫外孕。

你知道阴道出血提示什么急症吗?

妊娠中、晚期出现阴道出血,常是前置胎盘或胎盘早剥的症状,如不及早诊治,会危及母婴的健康与安全。

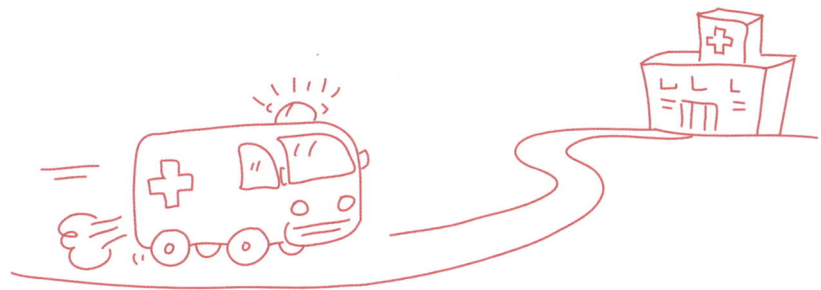

你知道头晕眼花抽搐提示什么疾病吗?

　　妊娠期高血压是孕期并发症,如不及早发现、及时治疗,病情发展至先兆子痫或子痫时,便会出现头晕眼花,甚至抽搐等危险症状。

用药安全知识

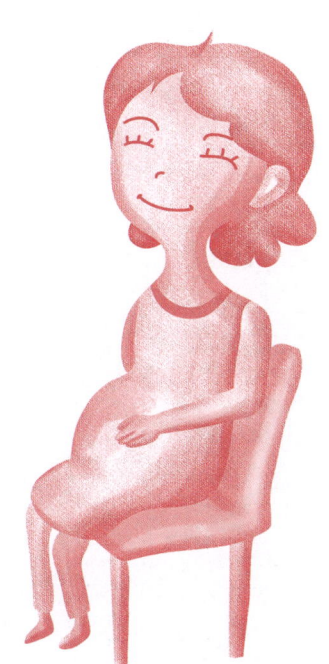

服药后发现怀孕了，孩子能要吗？

有些孕妇服用了某些药物后发觉自己怀孕了，她们会很担心，怕药物会对胚胎的发育有影响，有些妇女甚至为此选择了流产。

事实上，妊娠3周内，胚胎各器官处于分化发育阶段，这个时期囊胚细胞数量较少，一旦受有害物的影响，细胞损伤则难以修复。如果胎儿质量不高，机体自然会优胜劣汰，发生自然流产。

因此，如果是这个时期内服用了药物并不会引起胎儿畸形，如果没有任何流产迹象，一般表示药物没有对胚胎造成影响，可以继续妊娠。

怀孕期间生病能吃药吗？

怀孕期间生病吃药是让很多孕妇都很苦恼的事情，"药物对胎儿有害"的观念已经深深地植入很多人的思想中。由于胎盘的屏障作用有限，某些药物对胎儿的确有危害，但是并没有必要宁愿忍受病痛折磨也坚决不肯服药。怀孕期间生病，应该在医生的指导下正确服用药物，用药并没有那么可怕，相反，如果放任疾病发展不予处理，病原体侵犯胎盘，将祸及胎儿，况且母体感染时，可能对母儿产生更加严重的危害。

孕妇用药应谨慎，绝对不吃药或者滥用药都是误区，一定要在医生的指导下合理用药进行治疗，才能使孕妇和胎儿的安全得到更好的保障。

你知道孕期用药应遵循哪些原则吗?

孕妇用药应慎重,又不能绝对回避,具体可参考以下原则:

(1)使用任何药物前最好得到医生的同意并在医生指导下使用。

(2)能少用的药物则少用,可用可不用的则不用。

(3)必须使用时,应尽可能选择对胎儿无损害或影响最小的药物,如因病情和治疗需要而必须长期应用某种药物而该药又会导致胎儿畸形时,则应果断中止妊娠(流产或引产)。

(4)切忌自己滥用药物或听信所谓"秘方"、"偏方",以防止发生意外。

(5)避免应用不了解的新药。

(6)根据治疗效果,注意随时减药和停药。

(7)在遵循上述用药原则的基础上,应把药物应用剂量、种类、时间等减到最少。

你知道孕期用药应考虑妊娠期生理性改变吗?

妊娠时母体和胎儿是同一环境中的两个紧密联系的独立个体,胎儿主要靠胎盘而不是依靠自己的器官去获得必需的营养物质。因此当药物在母体血液中出现时,由于胎儿对母体的这种依赖关系,势必使药物对胎儿产生影响。值得注意的是:有的药物本身毒性不大,但其代谢产物可能对胎儿毒性较大。

妊娠时孕妇各系统均有明显的生理改变,其对某些药物的代谢，如氧化、还原、结合等过程均有一定影响。尤其在妊娠早期，因妊娠剧吐而营养缺乏时更明显。其主要的生理改变包括：

（1）妊娠可使某些药物作用时间延长，容易蓄积过量而中毒。

（2）妊娠期体液及血容量增加，对药物在体内分布有很大影响。

（3）妊娠期药物与白蛋白结合能力明显降低，与白蛋白结合减少，血中游离药物浓度增加，分布到组织通过胎盘的药物增多。

孕期用药应充分考虑孕妇妊娠期生理改变，合理用药。

你知道同时吃多种药物的弊端吗？

数种药物并用时，虽然会有协同作用，但有时也会产生一些弊端，尤其妊娠是一特殊时期，妊娠期母体各系统均有明显的生理改变，其对药物的代谢有一定影响，且药物不易排泄。针对某一疾病合并使用多种药物时，有可能疗效反而降低，合并用药不当还可造成药物毒性增强。

为避免有害情况发生，应根据病情，在医生的指导下，采取分期分批用药，一次用药的种类不宜过多。病情必须使用三种以上药物时，应将其使用时间至少错开1.5小时左右，并注意观察有无严重不良反应的发生。

你知道哪些药物可能致畸吗？

许多药物可以通过孕妇的血液经胎盘进入胎儿体内，直接对胎儿产生毒性作用，特别是在妊娠期的前3个月，因受精卵正处于分化、发育阶段，各系统还没有形成，胚胎细胞受到化学药物的作用，就可能诱发遗传物质突变，导致胎儿畸形。

例如四环素类药，尤其是四环素能抑制胎儿骨质合成，在妊娠早期使用四环素可致胎儿四肢畸形、先天性白内障，妊娠4个月以后使用可致胎儿骨骼和牙齿发育障碍；卡那霉素、庆大霉素、链霉素可使胎儿听神经受到损伤，造成先天性耳聋；解热镇痛药阿司匹林、氨基比林等可造成胎儿中枢神经系统和肾脏畸形；大剂量皮质激素（泼尼松）可致胎儿多发性畸形，如唇裂和腭裂；性激素可致胎儿内分泌改变，如丙酸睾丸酮可使女性胎儿外生殖器男性化；镇静药（氯丙嗪、奋乃静等）、抗过敏药（氯苯那敏、苯海拉明等）、利尿药（氢氯噻嗪等）的长期使用，都可致胎儿神经系统发育障碍，并有其他潜在性致畸作用。此外，中药如破气行血、大寒大热、滑利沉降的药对母体和胎儿都可产生不良影响，孕期应慎重使用。

你知道怀孕的不同时期用药对胎儿的影响吗？

妊娠期间，药物可以通过影响母体的内分泌、代谢等间接影响胚胎，也可以通过胎盘屏障直接影响胎儿，最严重的是药物毒性影响胚胎分化和发育，导致胎儿畸形与功能障碍。药物对胚胎

用药安全知识

的影响大致可见以下几个时期。

（1）妊娠前期：从女性发育成熟到卵子受精时期。在这段时期内，使用药物一般比较安全。但要注意在体内半衰期长的药物，可能会影响胚胎的正常生长。

（2）受精第1日至第14日：受精卵发育到胚细胞形成的这段时间里，如果药物导致大量胚囊细胞受损，会导致胚胎的死亡。如果只有少量细胞受损，不会影响其他胚囊细胞最终分化发育成为正常个体。

（3）受精第15日至妊娠3个月左右：该期是经典的致畸期。这段时间内，首先是心脏、脑开始分化发育，继而是眼、四肢、性腺与生殖器官等。由于各种器官、躯干、四肢在这短短的时间内迅速分化，所以极易受到包括药物毒性在内的各种致畸因素的影响。一旦正在分化的器官受到影响，就可能形成畸形。这段时期内，接触药物毒性作用越早，发生畸形可能越严重。

（4）妊娠3个月至分娩：胎儿各主要器官基本分化完成，并继续发育生长。这段时期药物致畸可能性大大下降。但有些药物仍可能影响到胎儿的正常发育。

你知道妊娠3个月之内应禁用的药物有哪些吗？

（1）抗肿瘤药：此类药物多有细胞毒性作用，在致畸敏感期服用，极易引起胎儿畸形。

（2）抗癫痫药：如苯妥英钠可致唇裂、腭裂、肢体畸形、先天性心脏病；三甲双酮可致眼畸形、先天性心脏病等。

（3）己烯雌酚：对女胎可致阴道腺病、子宫发育不全、宫颈畸形等；对男胎可致睾丸发育不全、附睾丸肿等。

（4）糖皮质激素、地塞米松、倍他米松、泼尼松：可致胎儿唇裂、骨畸形等。

（5）水杨酸盐：如阿司匹林可致胎儿眼畸形、肢体畸形等。

（6）四环素：可使胎儿四肢畸形和先天性白内障。

你知道服用自购的药物应注意哪些问题吗？

（1）服用自购的药物须建立在安全有效的前提下，有任何疑问均应暂停服药，咨询医生或药师。

（2）首先确定药品的有效期，超过有效期的药品不可服用。

（3）仔细阅读说明书，看好药品的应用范围是否与自己的病症相符，选用新药时尤其应详细阅读说明书各项内容。

（4）注意用药方法，是内服还是外用，内服是吞服还是含服，遵循正确的用药方法。

（5）用药前观察药物外观，看药物有无变质、发霉、潮解及结晶析出等，有以上情况者不可服用。

你知道家庭中储存药品应注意什么吗？

现代家庭一般会储存一些常用药，以备不时之需，如果储存不当导致药物品质变化，会引起一些严重的后果，所以家庭存药应注意以下问题。

（1）防止变质：药品应密闭、干燥、避光贮存，如果发现药品

用药安全知识

发霉、粘连、变质、变色、松散、有怪味，或药水出现絮状物、沉淀、挥发等现象时，均不可用。

（2）放药的瓶、袋、盒上的原有标签要保持完整：药名、有效期要清楚、正确，没有标签时，一定要把内装药品的名称、用途、用法、用量、注意事项和有效期等详细标明。

（3）药物要分类保存：所谓分类保存就是大人的用药和小儿用药、内服药和外用药应分别存放，以免拿错、误服，发生危险。

你知道是打针好还是吃药好？

打针和吃药是最常用的两种用药方法，孰优孰劣众说纷纭，有些患者认为"打针治病快，吃药治病慢"，也有人认为"吃药不良反应小"。其实并没有绝对的优劣，选择哪种用药方式应由医生根据病情决定。

吃药的优点是用药方便且安全性高，适用于慢性病、病情不紧急的患者。缺点是吸收慢，见效不显著，不能用于抢救、昏迷、呕吐等急症患者。

打针的优点是剂量准确、吸收快，药效发挥迅速，可用于急症患者、抢救患者及一些因昏迷、呕吐而不能服药的患者。打针的缺点是操作较复杂，无菌操作要求高，增加患者痛苦。

总之，打针和吃药各有优缺点，选用何种方式应根据病情轻、重、缓、急由医生来决定，取得最满意的治疗效果。

孕期吃中药是否更安全？

由于多为化学合成，很多怀孕妇女对西药有一种恐惧心理，而更倾向于中药，事实上许多中药的化学成分也十分复杂，特别是各味中药相互配伍以后产生的作用差异较大，中医一般认为，孕期服用中药必须对症，应当平和适中，与孕妇体质相符。

怀孕期间，服用中药时应该避开某些药材。如容易腹泻的大黄、芒硝；毒性强药性猛烈的药物，如麝香、水蛭、巴豆、牵牛等。慎用药包括通经祛瘀、破气破血及辛热滑利的药物，如桃仁、红花、干姜、半夏等。

你知道孕妇该如何选择疫苗吗？

预防接种就是将生物制品接种到人体内，使人产生对传染病的抵抗力，以达到预防传染病的目的。这种防病方法又叫人工免疫。

对于一般人来说，接种疫苗是不成问题的，但对孕妇而言不能简单地用"能"或"不能"来作答，有些预防针孕妇是非打不可的，如孕妇被狗咬伤后就必须及时注射狂犬病疫苗，否则一旦发生狂犬病非常危险，如果孕妇与白喉病患者有过密切接触后，也得做白喉疫苗的接种。此外注射破伤风疫苗是世界卫生组织大力推荐的预防新生儿破伤风的方法。

有些疫苗是孕妇不需要打或不能打的，如麻疹疫苗、卡介苗、百日咳疫苗、乙脑疫苗等。

因此孕妇接种疫苗时应向防疫医生反映自己的怀孕情况，以及疾病史、过敏史等，由医生决定是否需要接种。

孕期可以服用滋补药品吗？

孕妇希望胎儿顺利生长发育，有时会听信商人和广告的吹捧买回很多滋补药品，如人参、蜂王浆、鹿茸、鱼肝油等。事实上各种滋补药品都要在体内分解、代谢，可能产生毒性作用和过敏反应，如果用之不当，即使是滋补性药品，也会给孕妇和胎儿带来种种损害。例如鱼肝油并不是滋补药，而是一种维生素缺乏症的治疗药物，过量食用可能引起胎儿畸形。孕妇食用各种药品均应遵从医生的指导，不盲目，不跟风。

孕期可以服用阿司匹林吗？

阿司匹林类药物（水杨酸制剂）具有很好的解热镇痛作用，常用于治疗感冒发热、头痛、风湿病等。但使用这种药物，会给孕妇带来一定的危害。

阿司匹林类药物能致胎儿畸形，间断服药使婴儿致畸率更高。有报道记载，孕妇在孕期每日服用阿司匹林，围产期新生儿死亡率增高，可能是阿司匹林有抗前列腺素作用而引起胎儿动脉导管闭锁的结果。在妊娠晚期，服用该药能导致新生儿紫癜或出血，特别是在临产前5天服用该药，能使血小板功能异常。在分娩前7天服用者，早产儿颅内出血发生率明显高于未服药者。所以，孕妇应慎用阿司匹林类药物，但在有适应症时可在医生指导下小剂量适时服用。

孕妇休息不好能吃安眠药吗？

睡眠障碍即失眠，是人们生活中的一种常见症状，通常靠自我调节来改善睡眠，也可服苯巴比妥、安定来助睡眠。应用安眠药不能时间太长，否则会产生依赖性及成瘾性，此特点已为人们所知。对于孕妇来说，更应当注意久用安眠药的危害。它不仅会使人产生依赖性及成瘾性，还会使胎儿及出生后的婴儿肌张力下降、低体温、呼吸困难、吸吮困难等。

因此，一旦孕期出现睡眠差或失眠症状，切忌滥用安眠药，而应以调整生活习惯来改善睡眠质量。

你知道孕妇感冒了怎么办吗？

众所周知，感冒是最常见的一种呼吸道传染病，一年四季均可发生，但以春、秋、冬季发病较多，通常把感冒分成两类，一类是普通感冒，医学上称为上呼吸道感染，大多数由病毒引起，产生鼻塞、流涕、咽干、乏力等症状，一般无发热及全身症状。如无并发症，一般经过5~7天可痊愈。一类是流感，由流感病毒引起，具有高度的传染性，孕妇由于免疫功能降低更易受到流感病毒的侵袭。流感发病急，全身症状较重，可有高热，但鼻咽部症状较轻。孕妇患流感后，常容易并发肺炎，同时，流感时的高热

用药安全知识

可以刺激宫缩，导致流产或早产。因此，必须积极预防流行性感冒。

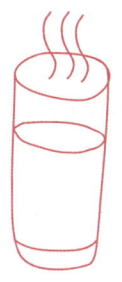
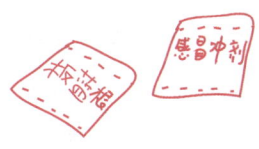

人们遇到更多的还是普通感冒，目前认为，轻型的普通感冒对胎儿影响很小，因此，孕妇不必过度紧张，首先不要滥用抗生素，普通感冒主要是由病毒引起的，抗生素只能抑制或杀灭细菌，对病毒则无能为力。通常，轻型的普通感冒无需特殊治疗，只要注意休息，多喝开水，疾病常会自愈。必要时可对症治疗。如鼻塞用麻黄碱、鼻通等药滴鼻。咽痛时可用冷盐水漱口。中药对感冒有一定的疗效，感冒冲剂、板蓝根冲剂等，均可选用。

如出现高热、剧咳等情况时，应去医院诊治。退热可用湿毛巾冷敷、酒精擦拭大血管部位，也可用柴胡注射液。应注意多饮水和卧床休息。感冒合并细菌感染，应加用抗生素治疗。

孕期可以使用哪些抗生素？

（1）整个妊娠期禁用的抗生素：链霉素、庆大霉素、卡那霉素、新霉素、万古霉素等，对胎儿有耳毒性作用。多黏菌素、黏杆菌素等，对肾脏和神经系统有毒性作用，并能通过胎盘影响胎儿。四环素能使胎儿牙齿变色和影响骨骼生长发育。在妊娠晚期孕妇大量使用四环素可引起肝脏脂肪变性和造成孕妇死亡。两性霉素B、灰黄霉素等对神经系统、血液、肝脏和肾脏有较大的毒性。灰黄霉素对胎儿有致畸作用，也可能引起流产。

（2）妊娠某阶段禁用的抗生素：妊娠早期及妊娠前12周内禁用氯霉素、乙胺嘧啶、利福平、磺胺类等，妊娠28周禁用氯霉素、乙酰嘧啶、磺胺类和呋喃妥因等药物。因为氯霉素、利福平、乙胺嘧啶可致新生儿尿道和耳郭畸形、耳聋、肢体畸形、脑积水。呋喃妥因可致新生儿溶血。

（3）整个妊娠期都可使用的抗生素：青霉素类、头孢菌素类、红霉素和克林霉素，这些抗生素在妊娠期使用，对胎儿不会引起不良反应。需要注意，青霉素类药物在使用前必须做青霉素过敏试验，以免发生药物过敏反应。

你知道孕晚期水肿该怎么办吗？

孕妇由于下腔静脉受压，血液回流受阻，在孕晚期，足部常常出现水肿，经过休息后消失。如果休息后水肿仍不消失，或水肿较严重又无其他异常时，称为妊娠水肿。有的孕妇可能由于摄入过多盐分或者饮用过多的水引起水肿，经休息后水肿仍不消失，孕妇就可选择食疗方法，多吃鲫鱼、鲤鱼、萝卜、冬瓜、黄瓜、南瓜等食物，有助于缓解水肿症状。

孕妇可以使用利尿剂吗？

随着妊娠月份的增加，孕妇下肢等处会出现程度不同的水肿，一般不需处理，除非是严重水肿并伴有血压升高需由医生进行治疗。如果孕妇发现水肿就自己随便使用利尿剂来消肿，会带

用药安全知识

来严重后果。

利尿剂，特别是噻嗪类药物，不但可导致低钠血症、低钾血症，还可以引起胎儿心律失常、血小板减少症。在妊娠期间使用利尿剂，还可能引起产程延长、宫缩乏力等。因此孕妇千万不能随意使用利尿剂。

你知道孕期胃痛可以吃什么药吗？

孕期是女性的一个特殊时期，全身各种器官、系统都会发生一系列生理变化。例如妊娠会引起胃的逆行蠕动，致使胃内酸性食物倒流，从胃里反流到食管，刺激黏膜引起灼痛感。碰到这种胃痛，不要服用小苏打或含有碳酸氢钠的药品，这些药物虽能暂时减轻疼痛，但会增加胃酸分泌和加重水肿。可在医生指导下服用一些氢氧化铝，采取半卧位也可以缓解疼痛。

若是孕前的胃病加重，需到消化科就诊，使用一些胃黏膜保护剂或抗酸药以减轻胃部灼痛。注意不要进食辛辣、刺激性的食物，少吃淀粉含量高的食物，以减少胃酸的分泌。

你知道孕妇阴道炎该怎么用药吗？

阴道炎在已婚妇女中是很常见的疾病，但如果在孕期患有这类疾病，如何安全用药才不会对胎儿有影响呢？

（1）最好在怀孕之前彻底治疗：有些妇女对阴道炎不重视，有的即使知道，并不去积极治疗，如果孕妇阴道炎没有得到及时的治疗，严重的话会引起胎膜早破、盆腔感染，胎儿发生宫内感染等，甚至导致流产、早产、死胎。所以妇女在怀孕之前如果有阴道炎症，应彻底治疗后再怀孕。因此时用药不必担心对胎儿的影响，并且非孕期的治疗效果要远远好于孕期的治疗。

（2）阴道炎类型不同，用药也不同：孕妇可以针对不同类型的阴道炎来选择外洗药物和局部用药。外洗药物多选择弱酸性的，如5％醋酸溶液，而局部用药则由炎症的类型不同而不同，由于孕妇的抵抗力下降，激素水平升高，分泌物增加，念珠球菌性阴道炎（也就是常说的真菌性阴道炎）在孕妇中最为常见，患者可使用制霉菌素栓等药物治疗。滴虫性阴道炎的用药则分不同时期，在中、晚孕期间可选择甲硝唑栓，但它不能用于早孕期间，在早孕期间可选择使用复方麦米诺栓等药物。而细菌性阴道炎在早孕期间最好不用药，中、晚孕期间也可选择甲硝唑栓。以上几种治疗手段一定要在医生指导下使用，以免对胎儿有影响。

你知道为什么怀孕后体温稍高不能滥用药物吗？

由于体内孕激素升高的影响，有些孕妇的体温可较孕前升高0.5℃左右，白细胞也可增高，这些均为正常生理现象。有些人认为有了"炎症"，而应用抗生素和退热药，结果造成流产、畸胎。

怀孕期间用药，药物很容易通过胎盘到达胎儿血液中，因胎儿对药物的反应与母体不尽相同，故药物对胎儿的危害往往大于对母体的危害。更严重的是胎儿解毒能力差，药物造成的损害多不可逆转，即使停药也难以恢复正常。

用药安全知识

总之,孕期切忌因体温稍高而滥用药物,如病情需要用药时,应去医院诊治。

你知道孕妇能用对乙酰氨基酚吗?

对乙酰氨基酚又名对乙酰氨基酸,是常用的一种解热、镇痛非处方药,服用此药后,虽可通过胎盘,但在正常及短期的剂量下,孕妇服用是安全的,但是在大剂量或长期服用此药时,可能会造成孕妇贫血或影响胎儿肾脏的发育,因此,孕妇应慎用对乙酰氨基酚。

你知道怎样正确使用保胎药吗?

孕妇不能滥用保胎药保胎,如因病情需要使用保胎药时,应注意用药指征,有针对性地用药,并注意使用方法,在妊娠时期常用保胎药的指征是"流产"。流产分为先兆流产、难免流产、完全流产、不全流产、习惯性流产、稽留流产、感染流产。其中使用保胎药的指征有先兆流产和习惯性流产两种。

(1)先兆流产:停经后出现少量的阴道流血伴有下腹轻微胀痛或无腹痛,妇科检查子宫口未开大,未破膜,如果胚胎正常,经保胎治疗,可以继续妊娠。常用的药物有黄体酮,用法是每次20毫克肌内注射,每日1~2次,用到出血停止后一周左右再停药。

(2)习惯性流产:是指自然流产发生3次以上者,怀孕后为防止再次发生流产,可用维生素E,每次10~20毫克,每日3次;

黄体酮每次肌内注射10~20毫克,每周注射3~4次。

对以上两种流产,也可根据诊断使用中药进行治疗,但必须在中医确诊后,遵医嘱服药。

孕妇用黄体酮保胎安全吗?

黄体酮是一种孕激素类药物,具有促使妊娠子宫肌肉松弛、活动能力降低、对外界刺激的反应能力减弱、降低妊娠子宫对催产素的敏感性的作用,有利于受精卵在子宫内生长发育。因此,黄体酮是治疗先兆流产的首选药,但也并非是万能保胎药。

利用黄体酮保胎主要适用于因黄体功能不良而导致的流产,适量应用可起到保胎的作用,但不可长时间服用或盲目加大剂量。从流产的原因来看,有30%的流产者是因黄体功能不良引起。此外,有50%以上的流产是因胚胎发育异常引起,这种类型的流产用黄体酮保胎不但不能改善胚胎发育,相反还会因用药后抑制了子宫肌肉收缩,降低了排出异物的能力,增加了不全流产的概率。此外,长期服用或盲目加大剂量,则有可能造成胎儿外阴发育障碍及女婴男性化。

因此,孕妇要尊重科学,听取医生意见,不可擅自做主,盲目使用黄体酮保胎。

你知道怀孕后腹泻如何用药吗?

腹泻的原因有多种,最常见的是感染,致病微生物有沙门菌属、痢疾杆菌、弯曲杆菌、病毒及原虫等,还应排除食物因素,此外,对于孕妇的腹泻,应警惕流产或早产的可能。

孕妇出现腹泻,首先要恰当地补液,同时观察胎儿情况,有无流产或早产的征兆。孕妇应用治疗腹泻的药物特别是抗生素要特别小心,氨基糖甙类、磺胺类、喹诺酮类、四环素、甲硝唑等对感染性腹泻有效,但对胎儿有致畸作用或有潜在危害,因此都不能应用。可选用青霉素类或先锋霉素类抗感染治疗,对母婴较安全。也可使用一些微生态制剂如培菲康、米雅等来调节菌群。思密达是一种八面体蒙脱石,有多层结构,吸附面大,又不被母体所吸收,比较安全,不但可吸水,还可以吸附一些致病菌,有止泻和抗菌的双重作用,可以选用。

心理特点及不良情绪疏导

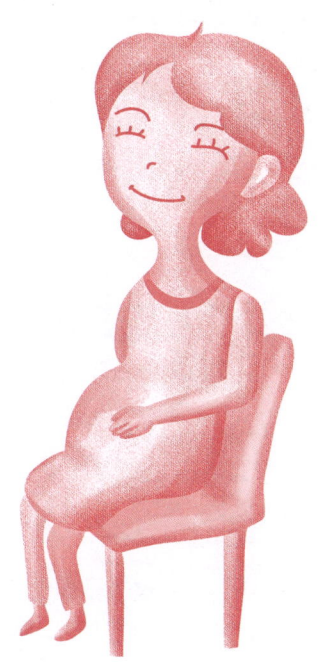

你知道妇女在孕前应做好哪些心理准备吗?

孕前很多妇女没有做好怀孕准备,忧心忡忡,从生理上担心自己不能忍受分娩之痛,怕影响自己体形;从经济上觉得无法提供孩子好的生活环境,担心影响工作。

孩子是夫妻爱情的结晶,是夫妇共同生命的延续。在怀孕前就必须有强烈的责任感和坚定的信念,身材可以通过锻炼恢复,分娩之痛也可通过药物和非药物方法来缓解,让孩子给予你正面的能量一定能够克服所遇到的一系列困难,体验到人类最美好的情感——母爱。

你知道孕期情绪变化会影响胎儿健康吗?

研究表明,孕妇的情绪变化会导致生理、身体质量与健康状况的改变。心绪变化时,内分泌腺体就会分泌出多种化学物质,使血液中的化学成分发生改变。这些化学物质通过脐带进入胎儿血液循环,对正处于形体和神经发育关键时期的胎宝宝进行刺激,因此与母体间接地建立起神经信息的传递。如果孕妇的心情宁静、愉悦,便会拥有和谐、轻松、平和的情绪,使体内分泌出有益物质,如各种激素、酶、多巴胺、乙酰胆碱等;如果孕妇心情躁动、郁闷,总处于不安、压抑、忧郁、焦虑、惊恐及愤怒之中,内分泌腺体便会分泌出有害物质,如肾上腺素、去甲肾上腺素等。不论是有益物质还是有害物质,都会使胎宝宝的情绪发生变化。因此孕妇在孕期应保持良好情绪,对一些无足轻重的事情不必过于认真和计较，积极正面面对生活。

你知道孕妇紧张焦虑会引起哪些问题吗？

温德博士说，焦虑程度高的妇女在面对每天的压力和日常生活的紧张时，经常会有麻烦。这种焦虑只有在持续一段时间后才会对胎儿造成损害，如果这种焦虑只持续了一分钟，孕妇大可不必担心会影响到孩子。怀孕期间如果长时间处在精神紧张或压力下，会影响胎儿发育及心理成长，导致孩子将来生长迟缓、认知障碍、抑郁焦虑症状，甚至自闭症。妇女在怀孕的第12~22周期间如果出现焦虑症状，他们的孩子也可能出现焦虑并出现注意力不足多动障碍（ADHD）。但是，孕妇在怀孕后期出现焦虑症状就不会影响到孩子的行为。

你知道准爸爸应做些什么吗？

准爸爸是孕妇的心灵安慰剂，应担当起父亲的职责。孕妇在分娩时可能会变得急躁易怒，变化无常。她可能因分娩之痛迁怒于你；也可能刚才还很享受你的按摩，这会儿却又讨厌你的碰触。不要对此太在意，因为孕产妇只是在对正在经历的疼痛做出反应而已。准爸爸可以在这一时期替孕产妇补充一些营养可口的食物以储存体力，用被子和枕头做靠垫，让产妇调整到最舒服的姿势，相信并遵守医院的医生给予的分娩计划。要给产妇正面的鼓励，可以让产妇更加确信分娩打的是一场持久战。

心理特点及不良情绪疏导

对经历流产的妇女该如何进行心理护理?

流产后很多女性会产生抑郁、沮丧、哭泣、烦躁、失眠等症状。这不但是流产这一现实造成的影响,还和妊娠前后体内激素水平变化有关。如果长时期受这种情绪的影响,则会对她们的心理造成负面影响。

如难免流产后,产妇应保证充分休息,加强营养。心态上要认识和接受流产后的恐惧、悲痛、内疚等情绪,了解到这些情绪都是正常的,会随着时间消退。为缓解情绪不适,可寻求适当的宣泄方式,如哭泣、倾诉等。此外,选择正规医院进行流产和产后复查也有助于顺利恢复。

你知道孕妇产前抑郁症该如何早期防治吗?

产前抑郁症是一种孕期心理疾病,产前出现精神问题。产前抑郁症的危害性远远大于产后抑郁症,严重的话甚至还会做出伤害自己的行为。抑郁症三大主要症状就是情绪低落、思维迟缓和运动抑制。情绪低落就是指总是处于忧伤绝望的情绪中,开心不起来;思维迟缓是指觉得自己记忆力衰退,思考困难,不愿思考;运动抑制就是行为缓慢,言语少,严重时可能不吃不喝,生活不能自理。

孕妇压力过大和情绪不稳定时,家人的支持显得尤为重要。一旦患有抑郁症,患者的饮食睡眠质量肯定会下降,所以家人应当在平时注意调整饮食,多做一些孕妇平时喜欢吃的食物,保证

165

患者有一个安静、舒适的休息环境。对于一些病情轻的人，可鼓励其参加愉快轻松的活动，培养生活情趣，如看书报、电视，听音乐，种花养鸟等，分散其注意力以缓解病情。

你知道该如何调节不良情绪吗？

如孕期孕妇有悲伤的情绪，难受的时候找个朋友倾诉，想说什么就说。当然这个朋友得具备一些基本的素质：善于倾听、不加评判、有同情心、为其保密。实在找不到合适的倾诉对象，还可以写日记、博客，或在孕妇论坛上发帖子。当自己极端易怒或长期心情低落时要提醒自己：这可能是激素的影响。这时候学会正视自己的情绪低落，可减轻心理压力。

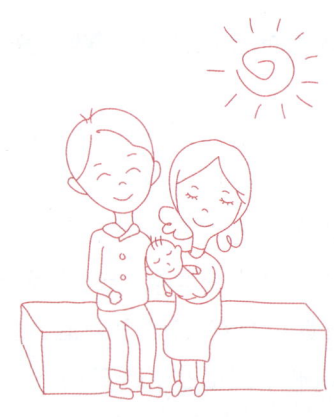